元気ですごそう
高齢期

一日一日を大切に生きるヒント

本多虔夫

北辰堂出版

この本を、私に医師として、人間としての生き方を教えて下さった方々、お会いした順に山口与市先生、Spear 先生、Magladery 先生、日野原重明先生と両親に捧げます。

This book is dedicated to Dr.Yoichi Yamaguchi, Dr.Gerald Spear, Dr.John Magladery, Dr. Shigeaki Hinohara and to my parents who taught me how to live as a doctor and as a human.

いつも喜んでいなさい
絶えず祈りなさい
何事にも感謝しなさい
（テサロニケ一）

本多先生のこと

聖路加国際大学名誉理事・同名誉学長
日野原　重明

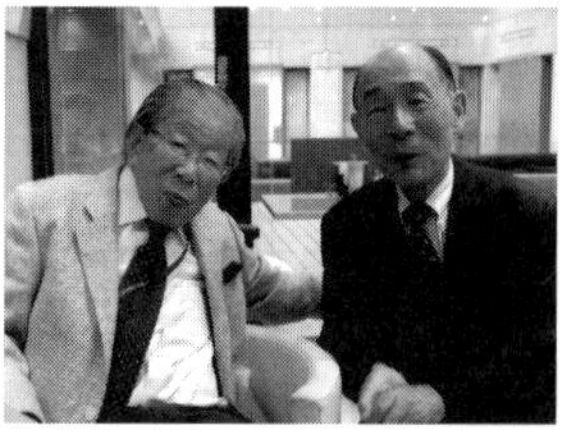
著者（右）と日野原重明先生

この度一九三三年東京生まれの本多虔夫先生が八十一歳のご高齢になられてから「元気ですごそう高齢期」という著書を北辰堂出版から出版されることになりました。

本多先生は、一九五八年に慶応義塾大学医学部を卒業後、立川米空軍病院インターンとして勤務され、一九五九年にフルブライト留学生として渡米、ジョンズ・ホプキンス大学にて神経内科学を学ばれ、日本人としてはおそらく最初の正式の神経内科学のレジデントとしての研修を受けられました。そして、一九六七〜一九七八年には聖路加国際病院の神経内科のコンサルタントになられました。その他に私が理事長をしている東京都港区三田のライフ・プランニング・センターのクリニックの神経内科の嘱託医として長年勤められ、その分かりやすい病状説明で患者に非常に喜ばれておりました。そのような臨床現場で体得された平易な言葉で書かれたのがこの本です。読者の皆さんは先生から直接話をされている気持ちで、この本を読まれるものと信じ、この本を推薦します。

はじめに

平均寿命が長くなっていることからお判りのように、人生は長くなりました。一昔までは五十年、六十年の人生でしたが、別表のように今は多くの人が、望む望まないにかかわらず八十年、九十年生きることになったのです。これは一方では歓迎するべきことなのですが、他方では長くなった高齢期をもてあまし、困惑する高齢者をふやすことにもなっています。

私も八十歳をすぎ、体力の低下、家族友人らとの別れなどを経験し、高齢期を生きることは容易ではないことをよく認識しているつもりです。それでも二十年、三十年、ときにはそれ以上と長くなった高齢期ですから、いろいろ知恵をしぼって、できるだけ長く元気ですごしたいと思っています。

そこで、今までながく内科医として、多くの高齢の方を診療してきて学んだこと、二人とも九十歳後半まで長生きした両親を世話した経験などをふまえて、こうしたら高齢期を元気にすごせるだろうという、一つの考えをまとめてみました。それがこの本の内容です。

これから高齢者は国の内外でますますふえると考えられます。高齢者も社会の諸活動に積極的に参加し、若い人たちと協力し、社会を良くしていくことが大切でしょうし、またそれによって、自分たちも、人生の最後まで元気にすごすことができると信じます。

平均寿命推移表

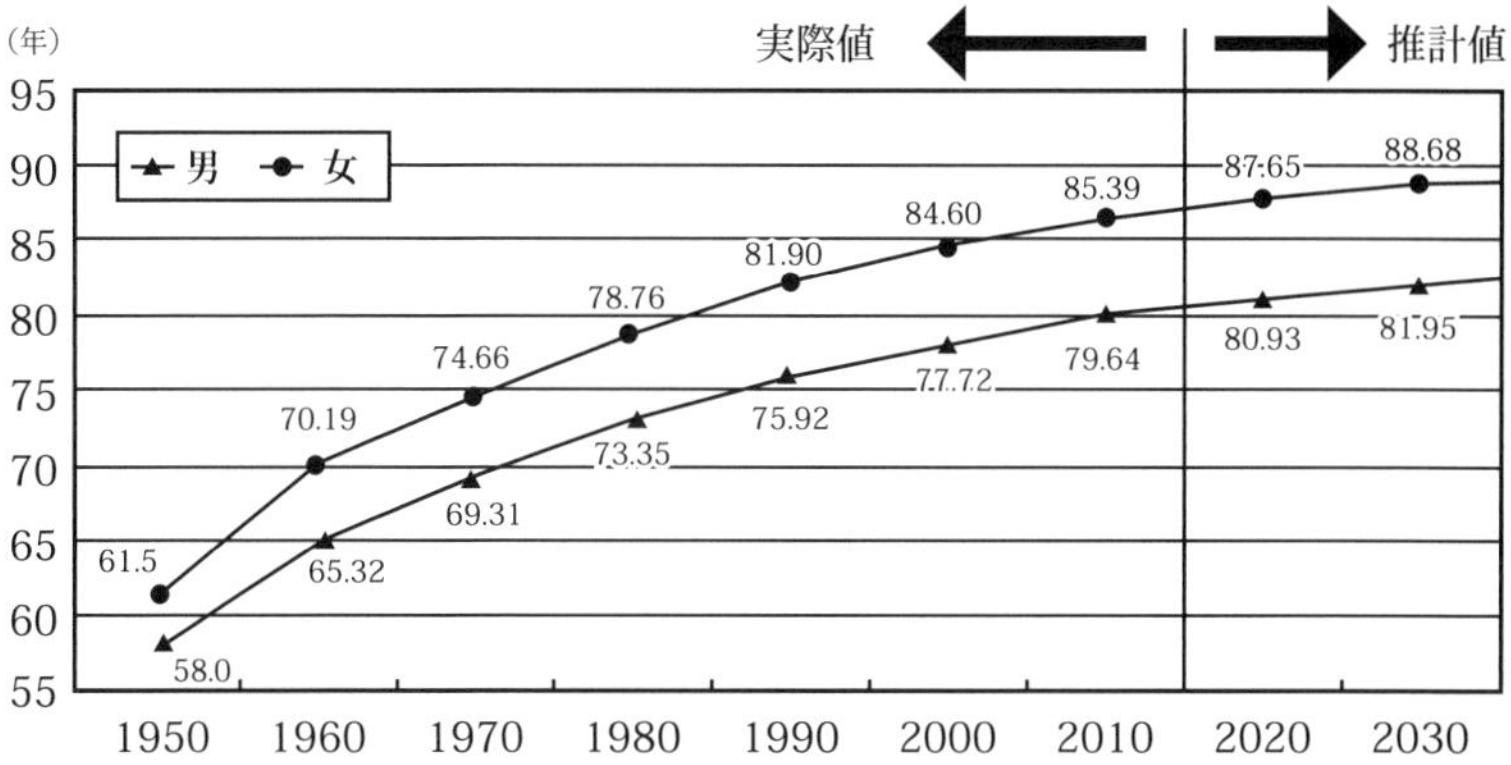

資料：1950年及び2010年は厚生労働省「簡易生命表」、1960年から2000年までは厚生労働省「完全生命表」、2020年以降は、国立社会保障・人口問題研究所「日本の将来推計人口（平成24年1月集計）」の出生中位・死亡中位仮定による推計結果。

（注）1970年以前は沖縄県を除く値である。0歳の平均余命が「平均寿命」である。

元気ですごそう　高齢期●目次

装丁 新田 純

第一章

体力の衰えに敗けないために

二〇一四年、米国の男性世界最長寿者が亡くなり、さいたま市の白井盛さんという百十一歳の方が世界最高齢の男性になり、大阪市の百十六歳、大川ミサオさんとともに世界一の長生きは男女とも日本人となりました。

次頁の表を見てもおわかりの通り、平均寿命でもわが国は常に世界の上位に位置しており、世界一の長寿国なのです。長生きをする人が非常に多いのです。そして元気で長生きする人も増えてきましたが、まだまだ高齢期になると体力をなくしてしまう人が多いといわざるをえません。それでは自分のやりたいこともできず、社会からやっかい者扱いにされてしまいます。ぜひ活動的な生活を続け、体力を保持するとともに、健康管理にも今まで以上に注意を払い病気、怪我を予防をするようにおすすめします。

平均寿命の上位５カ国・地域

男性	
香港	80.87 歳
アイスランド	80.8 歳
スイス	80.5 歳
日本	**80.21 歳**
シンガポール	80.2 歳

女性	
日本	**86.61 歳**
香港	86.57 歳
スペイン	85.13 歳
フランス	85.0 歳
スイス	84.7 歳

※厚生労働省の資料に準拠。日本は 2013 年、ほかは一部 2013 年より古いものもある。

一、あらためて良い生活習慣を身につけよう

十九世紀から二十世紀にかけて、カナダ・アメリカ・イギリスの三ヶ国で活躍した内科医ウイリアム・オスラーは、**人生は習慣（life is a habit）、同じことのくり返しである、だから良い習慣を身につけて、良い人生を送りなさい**と説いています（A Way of Life）。

それではどんな生活習慣が良いのかふりかえってみると、食習慣では、**朝・昼・夕の3食をきちんと食べ、間食は控えること、満腹まで食べずに腹八分にすることがとくに大切で、さらに高齢期では食事をよくかんでゆっくり食べること**が忘れられません。ゆっくり食べるとそれほど量が多くなくても食欲はみたされますし、また気

人体に供給する栄養素別 食品表

主に供給する栄養素	食品名	
蛋白質	肉、魚、大豆、卵、乳製品	内臓、筋肉、骨、皮膚を作る。
炭水化物	野菜、果物、穀類、菓子類	運動のエネルギー源となる。またビタミン、ミネラルを多く含むひじき、しいたけなどには食物繊維が多い。
脂質	肉・魚の脂肪、乳製品、食用油、卵	1グラム当たりのカロリー価が高い。皮下、内臓に貯められ必要時運動のエネルギー源となる。

管に入りむせたり、肺炎を起こしたりすることが防止されます。

食事としては炭水化物、蛋白質、脂質をバランスよくとり、片寄らないことが必要です。今は脂《あぶら》濃い物が多く売られ、おいしいのでつい多く食べがちですが、動脈硬化からくる脳卒中、心筋梗塞をはじめとして、がん、認知症をふくむ多くの病気につながるものですから控え目にしなければなりません。

運動習慣も大切です。わが国で長生きする人が多い理由の一つは、昭和三年にラジオ体操が始まり、全国に体操する習慣が広まったことだと思います。**毎朝、手足、体の屈伸をすることは、筋肉、骨、関節を若く保つためにとても大切です。**

気軽に家事をやる、よく歩くことも大切です。歩行は運動の基本中の基本ですし、何歳になってもできます。よく歩く人は足腰が強くなり、つまずいても転ばない。転んでも骨折しないようになります。歩けば胃腸もよく動きますし、循環器・呼吸器も適度に刺激されます。骨も刺激を受けるので骨そしょう症の予防にもなります。

腰や膝の痛みで、普通に歩けない方は、プールの中で歩くと、浮力があるので関節に体重がかからず、関節を痛めずに筋力をつけることができます。

運動をする時に注意すべきは、極端に体重の多い方が、激しい運動をすることです。**著しい肥満の改善には、まずダイエット**をすべきであり、ある程度体重がへった時点で、歩行距離をのばす、軽いランニングにも挑戦するなどがよいのです。

今おいしい物、便利な物が非常に多くできて、脂濃い物を毎日のように食べる、外出しても車、エレベーター、エスカレーターを利用して足を使わないようになり、高齢期でも体重の多い人がふえました。多くの人が体重をへらさないといけないとわかっていながら、腹八分や、自分の足で歩くを習慣にできないのです。それでは皆、年を重ねるとともに動けなくなって、早くから人の助けをかりる生活になってしまいます。
病院や高齢者施設に入院入所している人を見ていると、その生活は決して快いものではありません。やはり自分で自分のことができる方が、どんなにすばらしいかわかりません。ですからどうぞ皆さん、チャレンジと思って、おいしい物・自分の好きな物でも食べすぎない、飲みすぎない、そして車を利用する、エレベーターを利用するのをやめて、歩行を習慣にするように努力なさって下さい。ちなみに高齢期には、体重は、身長マイナス百以下がよいのです。（例えば身長が百七十センチの人ならば七十キロ以下。）

食習慣・運動習慣とならんで、**一定のリズムで生活する習慣も、**元気で高齢期をすごすためには大切です。子供の時には、みんな早寝早起きの規則正しい生活を教えられるわけですが、成長すると、いろいろの誘惑もあって、それを守れなくなるわけです。しかし早寝はともかくとして、**一定の時間がきたら床を離れ**、洗面などをして朝食をとることは、それによって食事をはじめ、いろいろのことが、一定の時間に行われるようになり、体全体の健康に対し、とても良い効果があるのです。もう高齢になったのだからと起きたい時に起き、食べたい時に食べ、寝たい時に寝るという生活では、体力はすぐ衰えてしまいます。高齢期は病気になりやすい時期です。ぜひ、**良い食習慣、運動習慣、リズムある生活を**まもり、元気な毎日をすごすようにおすすめします。

二、病気探しはほどほどに

良い生活習慣を身につけたならば、次にすべきことは日々の健康管理です。

健康管理というと、定期的に血液検査をするとか、レントゲンをとるとかを考えがちですが、まずその基本になるのは体重、血圧、脈拍などを自分で測定し、それらが適切な範囲内にあるように管理することです。生活習慣と健康管理の良い組み合わせが、高齢期に多いがん、動脈硬化からくる脳卒中・心筋梗塞・大動脈瘤、そして認知症からもあなたを守るので、面倒でもよく注意をしておやり下さい。

血圧管理はとくに大切で、高いのに放置すると、脳梗塞、心筋梗塞、大動脈破裂などの循環器病を起こすので、一週間に一度規則的に測定し、高いことが多い時は医療機関に行って、診療を受ける必要があります。血圧は、血液が動脈内を流れる勢いですから、その圧が高く、流れる勢いが強い時は、勢いをおさえないと、血管がいたみ、ぼろぼろになってしまったり、破れたりするのです。医療機関で血圧を測ってもらうと緊張し、正確な結果がでない時もあるので、自宅でも測定し結果を比較するとよろしいです。脈拍についても同様です。一分間六十〜百の範囲に入っているのが正常ですが、心臓病で増えたり減ったりするので、脈拍をしらべるだけでも病気の有無がわかります。とくに症状がなくても、血圧、脈拍にはおおいに注意が必要です。

次に血液やレントゲンなどの検査についてですが、高齢期になったら、リスクの少ない基本的な検査を受けるようにするとよろしいです。今は検査がたくさんできたので、欲ばって色々な検査を受けると、余計なものが見つかったり、体を痛めたりすることにもなります。基本的には、いま元気ならそれでよいという考えで、やたらに病気探しの検査を受けない方がよいのです。もちろんそれは良い生活習慣を身につけていることが前提条件です。

わが国では「早期発見、早期治療」がよくいわれますが、高齢期に限っていえば、これは必ずしも正しくありません。もうこれ以上長生きしなくてもよいから、最後まで元気でいたいという方は、やたらに病気を心配しない方がよいでしょう。そして結果的にはこの方が長生きになることが多いものです。

三、薬やサプリメントに頼りすぎない

高齢期になると病気予防のために、いろいろの薬をのむ機会がふえます。動脈硬化が進み、脳卒中や心筋梗塞が起こったり、再発したりするのを防ぐ薬が多く、血圧を下げる薬、コレステロールが血

液中にふえないようにする薬、糖尿病の薬、血液をさらさらにする薬などがこれにあたります。また膝や腰の痛みをおさえる薬、精神安定剤、睡眠剤、胃薬なども多くのまれています。医学が発達し、非常に有効な薬が開発され、それにより、以前は猛威をふるった結核などが克服されたのは事実ですが、また**薬害のために犠牲になった人が少なくないのも忘れられません。**

私が神経内科医師として一番記憶に残っているのは、米国から帰国して間もなく、日本では手足がしびれ、目が見えなくなる奇病が発生していると知り、間もなくそれは、人々が整腸剤として気軽にのんでいたキノフォルムという薬の副作用だと判った時のことです。ちょうど米国に比べて、日本で医師が処方する薬の数が、やたらに多いのにびっくりしていた時だったので、あらためて薬の処方は慎重にと思ったことでした。その後も、睡眠薬サリドマイドや血液製剤で、多くの犠牲者がでましたが、私はいま元気な人に、医師が病気を作るようなことはあってはならないと、自分自身に強くいいきかせ、薬の処方は最小限度にとどめるように努力しています。

ただ脳卒中や心筋梗塞のような循環器疾患は、高血圧をコントロールしないと、なかなか予防が困難です。糖尿病をカロリー制限で予防する、コレステロールを卵・バターを食べないようにしてふえないようにすると同じように、塩を控えることで血圧をさげられればよいのですが、私の経験ではそれだけでは十分な効果がえられないので、高血圧はやはり降圧剤で血圧を下げないと、脳卒中などになる危険が大きいと思います。それで降圧剤に限って、私は積極的にのむことをおすすめしています。そして血圧が高いのに、薬をのまず、サプリメントなどで代用しておられる人が多いことには強い危機感をもっています。血圧の変化をみながら、降圧剤の量や種類を常に調節してこそ、脳卒中の防止ができるので、本気で健康維持をめざすなら、降圧剤をきちんと飲んでいただくことが大切です。

今後も新しい薬がたくさんでてくると思います。それだけによく覚えていただきたいのは、**薬は必要な時に正しく使ってこそ効果がでるものです。正しい使い方をしなければかえって毒になります。**

四、頭を使おう（脳は使えば衰えない）

年を重ねるにつれて記憶力、理解力、計算力、判断力などが衰え、ものを思い出したり、理解したり、計算したりするのに時間がかかるようになります。これは脳細胞が年齢とともにだんだんへっていくからです。しかし心配することはありません。脳のなかで細胞がへると、今まで働いていなかった細胞が働くからです。しかしこのためには脳を使わなければなりません。

脳細胞は、突起（神経繊維）で互いにつながり、回路を作っていて、この回路が刺激されることにより脳は働くのです。脳細胞が消失すると、つながりの相手を失った細胞は、また突起をのばし、今まで働いていなかった細胞と新しい回路を作ります。この新しい回路は私たちが、頭を使えば使うほど沢山できるのです。そしてものをゆっくり考えたり、覚えたりすれば、回路はしっかりできるのです。日常のことを例にあげれば、メガネをどこかに置く時、ここに置いたとしっかり覚えるようにすれば、メガネがないと騒ぐことはなくなります。ただひょっとどこかに置いて、次のことをしてしまうと、どこに置いたかわからなくなるのです。本を読む時も、時間をかけ、ゆっくり読むとしっかり記憶に残ります。

高齢期になると理解するのに時間がかかるので、頭を使うのが面倒になり、やらなくなる人がふえます。でも元気で高齢期をすごそうという人は、面倒な説明でもねばり強く聞く、細かい説明書も読むように心がけたいものです。いま世間では脳トレーニングがさかんですが、そのほか歴史、地理、外国語、時事問題などの勉強、音楽、絵画、囲碁、将棋などの趣味をもつ、とくに仲間と集まってやるのは脳の衰えを防ぐのによいと思います。また日常生活のなかで

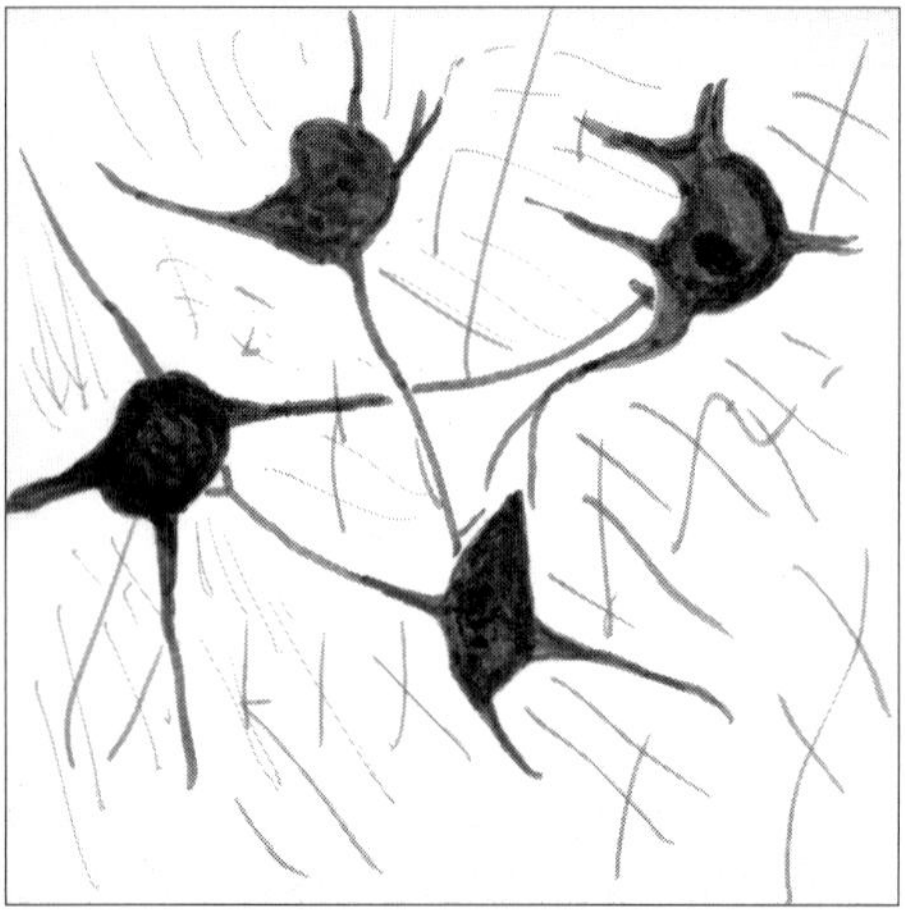

神経細胞とその突起（神経線維）は他の神経細胞とつながり、回路を作っています。

も、献立を考え、買い物にいき、料理を作るなどは、かなり頭を使うことですから、こういうことを高齢期になっても、できる範囲で続けていくことは大変よいと思うのです。また頭が固くならないように、他人のいうことにもよく耳を傾け、世間にはいろいろの考えがあることを、高齢期になっても、よく認識続けることも脳の若さを維持するために必要です。

五、ケガや事故に注意しよう

病院には転倒、転落、交通事故でケガをして、救急入院される高齢者が非常に多いです。ちょっと注意すれば防げたはずなのに、それをせず、長く入院したり、不自由な体になったのでは、後悔してもしきれないと思います。多いのは、歩行中に何かにつまずき転んで大腿骨を折る、高い所にあるものを取ろうとして、椅子・机にのぼり、転落して頭をうつ、横断歩道のないところで、道路を渡ろうとして、車にはねられるなどです。

高齢期に入ったのに、若い時と同じに急ぐのがあぶないのです。また普段から足腰をきたえ、つまずいても転ばないようにする、階段を昇降する時には必ず手すりにつかまる、高い所にある物をとるのは若い人に頼む、交通ルールはよく守るなどの習慣を身につけるとともに、スローライフを心がけ、急がない、待つのをいとわない、周り道を楽しむことが大切なのです。ケガは病気と較べると、予防が容易です。ぜひ注意して健康を守りたいものです。ケガで寝込んで、元気だった人が寝たきりになることも少なくありません。

第二章
気力の衰えに敗けないために

私の勤める横浜舞岡病院は、毎年正月に行われる箱根駅伝の戸塚中継所の近くに位置する舞岡町にあります。町はふるさと村として田畑が残されていることもあり、春には田植を、秋には稲刈りを、病院の往復途中に見ることができる、緑の多い田園的な所なのです。

まさに心を病んだ方たちが療養するにふさわしい場所なのですが、それにしても近年病院には、気持ちの上で老いに敗け、自分を見失ったり、うまく生活できなくなって、来られる方がとみに多くなりました。折角みんなが長生きできる時代になったのに、また高齢期は、いろいろの束縛から解放され自分のやりたい事ができる時なのに、これでは大変残念というほかありません。高齢期を生きるには、気力はとても大切です。**先のことをやたら憂うことなく、一日一日を力いっぱい生きるのが気力の衰えに敗けない一番よい方法だと思います。**

一、生きる楽しみ、生きる目的を持とう

高齢期には体力の衰え、親しい人との別れ、病気、ケガなど、元気を失わせるようなことが多くあります。それだけに何か自分にあった楽しみをみつけ、それでできるだけ元気がでるように努力するのは大事なことと思います。前からやりたかったことをやる、あるいはいろいろなことにチャレンジし、自分にあったものを探すのがよいのです。

音楽、スポーツを楽しみにする方が多いようですが、その中でもマラソンやコーラスは楽しみとともに、体力維持にもつながるので、大いに推奨されます。もちろんコーラスだけでなく、歌うことは呼

吸筋を鍛える意味でよいわけで、カラオケが好きという方は、それでもよいのです。歴史、地理、外国語などをさらに深く学ぶのも視野を広げますし、とても良い趣味といえます。わたしの従兄《いとこ》は古墳の発掘を手伝っているうちに、登山をやるようになり、さらにマラソンへと進み、国内外の大会へ出場し、高齢クラスで何回も賞をとり、とても元気に高齢期をすごしています。

友人には、がん手術と離婚の障害を乗り越え、一人住まいながら、アトリエつきの小さい家を海辺に建て、好きな絵を描いて展覧会にだしたりしている人、旅行を楽しむ人、田舎に移って自然とのふれあいを楽しむ人などいろいろいます。

一方、こういう楽しみ方だけでは、心が満たされない、心に張りがでないという人もあり、そういう場合にはなにか生きる目標をもつようにされるのがよいと思います。私の場合は、とくに趣味というものがなかったので、医師としての仕事を続け、病人の笑顔を見るのを楽しみにしてきましたが、さらに一歩進んで、高齢期を元気に生きる人をふやす活動をしたいと思っています。

マラソンをやっている方が、走るだけでは心の張りがでないというならば、もう一段レベルを高め、ただ完走するだけでなく、入賞を目標にすると、それで張りがでるものです。また孫の顔を見るまで生きたい、亡妻が迎えに来るまでは元気でいるというような身近なものでもよいですし、多少でも社会に役立つものにして、さらに張りがでるようにしてもよいと思います。

ここでもう一つ言及したいのは高齢期の夫婦のありかたです。高齢期は子育ても終わり、夫婦ともに、家庭を守らなければならないという意識がうすくなり、注意しないと、自分のやりたいことをやるという考えが強くなり、だんだん離れていってしまいます。こうなるとたとえ離婚まではいかないとしても、元気に高齢期を生きる障害になりかねません。お互いに、助け合いと感謝の心を持つようにして、最後まで協力して生涯を全うするようにした方が、良い高齢期をすごせるようになります。

なお夫婦の一方が先だった場合は、残された者は、先だった者の分も長生きするつもりで、あの世にいる夫または妻に、応援してくれるよう祈れば、それは元気を続ける助けになるでしょう。

二、プラス思考は元気の源

私の父は晩年、外国旅行を好み、よくでかけていましたが、ある時みやげとして、多角形のガラスの重しを買ってきてくれました。これは多角形なので、見る角度により、ただの無色のガラスに見えたり、虹色に輝いて見えたりするのです。それ以来、私はその重しを、机の上に置き、重しとして使うほか、時どきそれを眺めて、何ごとにもいろいろの面があることを思い出し、できるだけプラス面を見るように努めています。

とかく人々は、高齢期のマイナス面ばかりを見がちです。もっとプラス面を見ないと元気には生きられません。長生きすると、いろいろのことを経験し、賢くなるとか、いろいろの人に出会って、楽しい思いをする、緊張することが少なくなり、人と楽につきあえるようになるなどよいことは沢山あります。

私は横浜市の病院に長く勤め、そこで定年をむかえた後、横浜舞岡病院に移り、また日野原重明先生主宰のライフプランニングセンターにも出入りするようになりましたが、横浜市の病院で得た知識や人脈を、新しい仕事場の発展に役立て喜ばれ、元気をもらうこともできましたし、また新職場での新しい経験や人との出会いは、その後の私の人生に多くの活気をそそいでくれています。本当に長生きしてよかったと思っていますし、後に続く人に、このことを伝えたい、高齢期を楽しみにしてもらいたいと願っています。また私がとくに強調したいのは、それまで私にはとてもできないと思っていたことが、高齢期になってやってみたら案外容易にできたということです。多くの方々に長生きし、いろいろの体験をしていただきたいと強く願っています。

三、長生きの幸運を社会に還元しよう

今は多くの人が長生きできるようになったわけですが、それでも長生きは、幸運があたえられてこそできるものであり、私たちはやはりそれを感謝しなければいけないと思います。

私は内科医として、多くの方の最期に立ち会ってきました。その中には運悪く病に取りつかれ、あるいは事故にあわれて、まだ若いのに命を落としていった方々も少なくなく、その方たちのことを思う時、自分自身が八十年以上も生きてきたことを、とても幸運に思います。

子供時代、危険と書かれた多摩川に入り、おぼれそうになりながら、そばにいた大人が手をだしてくれたので助かったこともあります。あるいは高速道路で居眠り運転をしながら、はっと気がついて助かったこともあります。一瞬の差で、これらが大事にいたっていたら、私は若くして死んでいたでしょう。おそらく高齢者はどなたも、同じような経験をしておられるのではないでしょうか。そういう幸運にめぐまれ長寿を手に入れたのです。

それだけにその幸運の一部でも、社会に還元するのはどうでしょうか。社会奉仕を少しでもやると、それは元気で生きることを後押しする大きな原動力になります。長く生き、人生の酸いも甘いも経験した高齢者は、その経験を活かして、社会の潤滑油《じゅんかつゆ》になれるのではないでしょうか。

私がしばらく前に読んだ本「憲法で読むアメリカ史」（阿川尚之・PHP新書）に、こんなことが書いてありました。米国に移住した開拓者が、あちこちに小さな独立国を作った時代に、それらを統合して合衆国にしようと、合衆国憲法をつくる会議が開かれたそうです。ところがなかなか意見がまとまらず、会議は失敗と皆それぞれの国へ帰ろうとした時、すでに八十の坂をこえていたベンジャミン・フランクリンが「私は長く生きてきて、自分が正しいと考えたことが、必ずしも正しくなかったという経験を何回かしました。いま私が主張していることも間違っているかもしれません。それで私の主張を取り下げて、話がまとまるなら取り下げます。皆さんも、自分が絶対正しいと思う気持ちを、この際ほんの少し抑えて、草案に署名して下さいませんか」と発言したので、ついに会議はまとまり、アメリカ合衆国の土台ができたというのです。

こんな例をひくと、私たちとかけはなれた世界のことだと思う方が多いかもしれません。しかし私たちでも似たような貢献をできるはずです。人生経験は貴重な財産です。若い人ができない社会貢献を、高齢の私たちならできるということもあるはずです。社会貢献は貢献する本人も元気にしてくれます。

四、スローライフを心がけよう

今はすばやい行動、スピード感が尊重される時代です。たしかに他人よりも早く行動することで競争に勝つということはありますが、それはその時に勝ったと見えただけで、長い目で見ると勝利ではなかったということはよくあります。ウサギとカメの競争みたいなものです。高齢期になると、私たちはいずれにしても、そんなに早く動けませんから、ゆっくり堅実な言動を心がけ、時間がたってもゆるぎない成果をあげるようにすることがよいと思います。

ゆっくりと行動することにより、転んだり、転落したりしてケガをすることを防ぐことができるわけですが、スローライフと自分で自分に言い聞かせるだけで、心に余裕が生まれ、おだやかな気持ちを持つことができ、人にゆずり人をゆるし、おだやかな日々をすごせるようにもなります。また難問がなげかけられた時にも、あわてて急いでだした答えよりも、おちついて、ゆっくりだした答えの方が、正しい可能性が高いのです。社会が間違った方向に走り出したら、それを正すのは高齢者の役目です。すばやく行動ができなくても、間違いを正すことには高齢者も積極的になるべきです。おそいことを恥じず、間違いを積極的に正す努力をすることは、高齢者の役目だと考えます。

一般にだれでも、若い時はスピードを好み、年を重ねるとゆっくりした生活を好むようになります。私も若い時は、車の運転が好きでしたが、高齢期に入った今は、電車やバスにのり、周りの景色を眺めたり、車中で本を読んだりするのが好きになりました。スピードは恰好よいものですが、ゆっくりと自然の美しさを鑑賞するのも悪くありません。

五、面倒がらずに、自分のことは自分でしよう

私は小学校、中学校の時、「面倒くさい」という言葉を頭の中で

常用していました。母親に食事の前に手をよく洗いなさいといわれても、「面倒くさい」とちょっと手を水でぬらすくらいしかしていませんでした。勉強中、英語の辞書をひいて適当な訳語がみつからなくても、詳しく辞書を調べるのは「面倒くさい」といい加減にしていました。そんな勉強しかしなかったので、学校の成績はいつもよくありませんでした。誰からも相手にされず、学校へ行くのがいやでたまりませんでした。

しかし高校に進んだ時、先生に「もう子供ではないのだから、今までと同じにやっているのでは卒業できないぞ」といわれ、これは大変と、「面倒くさい」を禁句として、手抜きをせずに勉強するようになりました。講義を聞いて、あるいは教科書を読んでわからない時には、友人や先生に聞いて、理解するようにしたのです。それで成績は上がり、友達もできるようになりました。六十年以上も前のことですが、今考えると、その時に私は子供から大人へ脱皮できたように思います。

　高齢期に入り、体は思うように動かない、いろいろのことが思うようにできないので、ついまた「面倒くさい」といいたくなりますが、でも子供時代のことを思い出し、手抜きをしないで、時間をかけてでも、自分のことは自分でやるように努力しています。遠くにあるものを「ちょっととって頂戴」と人に頼むような事はせず、自分でとりに行く、細かいことを書いた記事や説明書も時間をかけて読む、そうして最後まで自立した生活をするのが私の願いです。

　人に頼もうとすれば、今は人手がないので、「待って下さい」といわれてしまうでしょう。それでは、自分の好む生活はなかなかできません。やはり自分のことは自分でやるに限ります。

六、おだやかな信仰心は困難を越える力になる

私はアメリカに留学した時、アメリカのすべての硬貨に「In God We Trust」（私たちは神を信じます）と書いてあるのを見て、アメリカという国のバックボーンを発見したと思いました。

わが国では、多くの人が自分は無神論者だといいます。外国では無神論者だといったら、神をおそれず勝手なことをする無法者のことだと聞いたことがあります。

日本では正月には、たくさんの人が神社に初詣でに行きますし、結婚に際し、また人が亡くなった時にも神仏に祈ります。ですから無神論者といっても、神の存在を否定する人の意味ではないと思い

ます。

宗教は元来、先がどうなるのか判らない不安を克服するための心のよりどころとして生れたものではないでしょうか。今でも、科学が発達したとはいえ、自然の脅威など、私たちにはどうにもできないものが少なくないのです。近代医学をもってしても、治らない病気は数多くあります。

わが国では宗教というと、何か疑惑の目で見られるという風潮がありますが、長い時代の批判に耐え存続してきた、伝統ある宗教に頼るのはけっして間違いではないと思います。心を無にして神に祈る時には、困難をのりこえる勇気、知恵や心の平安があたえられると思います。

しかしどんな場合でも破壊行為を扇動するような指導者に従う愚はさけなければなりません。

第三章

病とうまくつきあうために

健康は高齢期を元気で生きるためにとても大切です。しかし運悪く病気になっても一つ二つの病気であわてることはありません。いま元気で高齢期を生きている方でも過去に大病をし、死にそうになりながら、それを克服し、元気をとりもどしたという方は少なくありません。

あなたがしっかりした気力をもっていれば、今は医学も発達した時代なので、高齢期でも大病をのりきることは可能です。ただ病気は急にくることが少なくないので、病気になったらどこの医師、どこの病院にかかろうかということを、元気なうちから考えておかれ、それなりに用意しておいた方が、その時にあわてないですみます。そうすればどんな病気にもおちついて、あせらず、対処することができるでしょう。

高齢期には、ふだん健康な人でも、若い時より体力は衰えていますから、病気になっても急いで闘って、勝とうとするのでなく、焦らずねばり強く対応する、**場合によっては病気と仲良く共存しよう**という気持ちをもつといいと思います。病気が完治せず残っても、自立した生活ができるという方が、病気は治ったが自宅へは帰れないほど体力が衰えた、というよりも私はよいと思います。

たとえば、がんの場合、無理して根治手術を受け、体力を使い果たし、肺炎など合併症を繰り返し、そのために自宅へ帰れないというような方は多いのです。それより、体力を消耗しない程度に、小手術あるいは抗がん剤治療を受け、がんは残っているが、自立した生活を楽しむ体力はあるという方がよいと思うのです。もっともこのどちらを選ぶかはなかなか難しく、すぐには決められないことが多いでしょう。高齢期には一つの病気を克服しても、次にまた別の病気が見つかるというのはよくあることなので、いつも全身の健康の維持を考える中で、病気の治療法も選択するとよいと思います。

今は人手がありませんから、自分で身の回りのことができないと、自宅で療養するのは簡単ではありません。しかし気持ちをしっかり持ってやろうと努力すれば、介護保険を使って介護や看護をする人に来てもらい、その助けをかりて自宅で療養するのも、そんなにむずかしいことではありません。病院で、治療にある程度めどがついたら、できるだけ早く自宅へもどるのも、リスクはありますが、その方が元気がでるというメリットもあるのです。

一、高齢者に多い病気

●がん

人は高齢になればなる程、がんにかかりやすくなります。しかしがんにはいろいろの対処法もできたので、今はそれほど怖しい病気ではなくなりました。

部位別にみると、がんは胸部では肺、腹部では胃、大腸、肝臓、腎臓、胆のう、膀胱に多くみられます。膵臓がんも少なくありませんがなかなか早期発見がむずかしく、発見されたときには、手おくれということが多いようです。高齢期になってはじめて、糖尿病と診断されたというような場合は、膵臓がんの心配があります。膵臓からのインスリン分泌が、がんのために減少するので、糖尿病と同じ状態になるのです。皮膚がんも高齢期になるとふえます。体の表面にできるわけですから、注意していれば早くみつかるように思えますが、高齢期に多くなるしみやほくろとの区別が容易でなく、診断がおくれる場合があります。表面のものですから、治療はむずかしくないはずなので、少しでも心配ならば、皮膚科を受診すべきです。

そのほか、女性では子宮、卵巣、乳房に多くみられ、男性では前立腺に多くみられます。子宮がんには子宮頚がんと、子宮体がんがあり、頻度の高い頚がんは、婦人科で細胞診を受ければ早期発見が可能です。ワクチンで予防も可能ですが、若いうちにうたなければなりません。乳がんは最近多くなり、マスコミでもくりかえしとりあげられていますが、これも表面に近いがんであり、自分で触診法を習いやってみる、そして少しでもあやしいと思ったら、乳腺外来あるいは外科・婦人科を受診することがよいのです。実際自分でみつける方が多いがんですから、どなたも一月一度などの頻度で、入浴時よく自分の乳房の触診をし、今までなかったしこりがふれたら医師に診てもらうことをおすすめします。

喫煙者では肺がんが多く、飲酒者では肝臓、食道がんが多いのはご存じのとおりです。ただ喫煙すると、煙が通る口内、咽頭などにもがんができやすくなります。喫煙はやめる、飲酒はほどほどにしておくことが予防法です。肉類を多くたべる人、肥満者、便秘がちの人は大腸がんに注意が必要です。

今は我が国でも、洋風の食事が多くなったからか、胃がんより大腸がんが多いようになりました。ただ大腸の検査は、検査前に腸内をきれいにするため、下剤を沢山のんだり、浣腸をしたりする必要があり、体力の衰えた高齢者には、危険な場合が少なからずあります。まず便の検査を受け、潜血反応が陰性だったら、がんの可能性は少ないと考え、大腸検査はやめるというようにしてもよいと思われます。C型肝炎ウイルス感染者は、肝臓がんに注意が必要で、定期的に肝臓の画像検査を受けることがすすめられています。最近胃がんはピロリ菌の感染と強いつながりがあることが確かになり、抗生剤をのみ、胃の中のピロリ菌を殺してしまえば、ある程度予防できるようになりました。

がんは小さいうちにみつければ、内視鏡手術などで容易に除去することができます。ですから検診を、年一、二回うけるのがよいわけですが、高齢になると検査でも、本人には負担が大きい、あるいは危険が伴うので、定期的でなく、食欲がない、せきが続くなどの時に、かかりつけの医師と相談のうえで、検査を受けるようにしてもよいと思います。

ＣＴやＭＲＩ検査でも、体力がない高齢者では、検査中事故が起こる可能性もあり、早期発見、早期治療というより、いま元気ならばそれでよいと思う方が、長く元気でいられると、私は多くの高齢者をみていて思います。がんを心配して、たくさん検査を受け、余計なものが見つかり、それを治療したばかりに、体の調子がおかしくなるということがときどきあります。なかなかどこまで検査し、どこまで治療するかをきめることはむずかしいですが、**検査や治療はたくさんやればやるほどよいというものではない**ということは、よく覚えておかれるとよいでしょう。

がんがみつかった時どこの病院でどこまで治療うけるかも高齢者の場合は慎重に決めたほうがよいといえます。一般的にいえば自宅に近い病院がなにかと便利ですし患者さんにとっても安心なものです。また特殊ながんでなければがん専門病院よりも総合病院の方が高齢者ではよいと思います。合併症が出た時、ほかに病気がある時それらも治療してもらいやすいからです。

さらに高齢者は普段は元気でも体はあちこち傷んでいることが多

いので、がんを徹底的に取り除く治療よりも、自分が自立した生活を維持できることを第一にして治療を選ぶ方が賢明です。以前は医師が『任せて下さい』ということが多いでしたが、今はよく説明を聞いて本人が決める時代です。医師は病気のことはよく考えてくれますが、病人自身やその周囲のことまで考えがおよばないので、ご本人やご家族はがんは治療されたが体力がなくなって、すべてに人の手をかりなければならないようになってしまったというようにならないよう、治療によって、病気がどうなるかとともに、病人の生活はどうなるのか、治療を受ける前に、よく確認することが必要です。

治療がうまくいってご病人が快方へ向かう時はよいですが、だんだん食べられなくなる、弱ってくる、などという時は治療をかえればよくなる可能性があるのか、それとももう見込みがないのか、主治医とくりかえし話し合い、場合によっては自宅療養にきりかえ、人生の最後を自分らしくすごせるようにするのもよいと思います。今は在宅医療といって、医師や看護師が病人の家を定期的に訪問し、治療看護する制度がひろくおこなわれるようになったので、この制度を利用し、最後まで自宅で療養することも可能です。

またご存じのように、ホスピスが今はあちこちにでき、ホスピスに移って緩和ケアーを受けるのもよいのです。ホスピスは病院内にある場合もありますし、ホスピスが独立してある場合もあります。今まで治療を受けてきた病院にホスピスがあれば、今までの経過も十分伝えてもらえるでしょうし、顔みしりのスタッフもいるでしょうから、そういう病院を初めから選んで、治療を受けるのも賢いやり方だと思います。

ちなみにホスピスは、病気の治療でなく、病気の苦痛や不安をとりのぞき、残された時間を心安らかにすごせるようサポートする役目をになっています。

●脳卒中、心筋梗塞など動脈硬化からくる病気

動脈硬化とは、子供の時はしなやかだった動脈が、年とともに硬くなり、また内面が傷つき、そこに血液中の成分がかたまって付着する老化現象といえますが、**大酒、喫煙、脂質を多く含む食品の大量摂取、糖尿病、高血圧は動脈硬化の進行をはやめます。**血管は弾力性がなくなり、内壁はでこぼこになるので、血液が流れにくくなります。また動脈が瘤《こぶ》のようにふくらんだり、動脈の壁が裂けたり（解離）して、最後には破れ、大出血を起こすのです。それで糖尿病や高血圧は、症状がなくても、十分に治療することが必要なのです。

動脈硬化は、全身の動脈に生じますが、とくに脳や心臓へ血液を運ぶ脳動脈、冠動脈、頸動脈、大動脈に起こりやすく、血液の循環を悪くして、脳卒中、心筋梗塞、腎梗塞、また腸や足の壊死などの

病気をおこします。こういう循環障害は、元気な人を突然襲い、命を奪ったり、ひどい後遺症を起こしたりするので、普段から注意が必要ですが、とくに飲酒、入浴、排便時、あるいは口論し興奮するとか、急に寒い屋外に出るなどする時に、起こることが多いものです。飲酒、長風呂はほどほどに、トイレでいきまない、興奮しない、暖かくして外出するなどが、突然の発病を防ぐためにとても大切です。

この頃は、動脈硬化の程度を調べる検査がいろいろできています。また超音波、MRI、CTなどで、脳や心臓の血流を調べることも、できるようになりました。そして検査の結果、血液の流れの悪い所がみつかった時には、カテーテルを通したり、手術をしたりして、流れをよくする治療が行われるようになりました。しかし**それらの検査や治療は危険度が高く、脳梗塞や心筋梗塞を誘発する場合もある**ので、受けるか受けないかの判断は、慎重にする必要があります。

脳梗塞・脳出血は、突然の嘔気・嘔吐、右半身あるいは左半身のしびれ・麻痺、言語障害で始まることが多く、間もなく意識を失うこともあります。初めは血圧の調整、血流の改善などを目的に、点滴が行われますが、うまく死をまぬがれ、意識が回復すると、リハビリテーション治療が始まります。これは学習に似たもので、根気のいる治療で、歩けるように、手が使えるように、言葉が話せるように訓練するものです。成果が目にみえるまでには時間がかかり、三か月、六か月、一年という単位で考えることが必要なのですが、一生懸命に努力され、医師らがびっくりするほどの成果をあげられる方もあります。

ただ体力、気力がもどらない方の場合には、早期に自宅療養にきりかえるのも一つの選択肢です。

私の患者さんですが、六十歳代に脳出血を起こし、左手足が不自由になりながら、熱心にリハビリにはげみ、一人でも外出できるまで回復された方がありました。その方は、その後二十数年いろいろのスポーツに挑戦するほど元気な生活を送られ、障害者のスポーツ大会にくりかえし出場され、自分でもとても満足された高齢期を送られました。

今はCT、MRIができて、小さな脳梗塞や脳出血が検査で見つかる場合もあります。このような時は、さらに検査を受け、血液の流れをよくする治療を受けるという選択肢もありますが、私はそういう治療よりも、**高血圧、糖尿病、脂質異常などの内科疾患の治療を十分に受け、自分でも生活に注意し、症状がでるまでにならないようにするのがよい**と思います。

心筋梗塞の最初の症状は、冷汗を伴った強い胸部不快感です。心臓に血液を送る、冠動脈がつまるために生じるもので、心臓がポンプとしての機能が果たせなくなり、肺に水がたまり、呼吸困難がひき続き生じます。早く病院に行き治療を受けないと、さらにショック状態に進み、死にいたります。今は血栓を溶かし、また血液が流れるようにする治療が進歩し、治癒率が高くなりました。

大動脈瘤の破裂も突然に強い腹痛、胸痛を起こします。体内で大出血がおこるので、急死に結びつく怖い病気です。それでも最近は手術で助かる方がふえています。いま高齢者がふえており、大動脈瘤が偶然にみつかるケースもふえています。症状がない時に破裂予防のための手術をするかどうかは、手術のリスクも決して低くないだけに、難しい問題です。

●認知症

高齢になると記憶力が低下し、だれでも人の名前などを思いだせなくなったり、日付を間違えたりするようになるものですが、もっとひどくなり、いま話していたことも忘れ、自分の家がどこかも判らない、衣服の着脱も手助けがないとできない、食事も一人で食べられなくなるくらいひどくなるのが認知症です。症状の進行にともなって不安、いらだち、被害妄想（物盗られ妄想、嫉妬妄想）、幻覚などの症状がみられます。また徘徊、暴言、暴力のために入院が必要になることもあります。しかし経過はいろいろで、おだやかに自宅で余生をすごす方もいらっしゃいます。

認知症にはいろいろのタイプがあり、一番多いのはアルツハイマー病です。多くは六十歳すぎに、人や物の名前を思いだせなくなり、それとともに物をどこに置いたか、しまったかも思いだせなくなります。また買い物、料理など、今までやってきたことを順序だててできなくなったり、今自分でいったこと、聞いたことも思いだせず、同じことを繰り返し言うようになります。こういう障害のために不安になったり、他人が物を盗んだとか、食事をくれないなどの被害妄想を持ったりします。助けを求めて警察に電話する人は多くおられます。一方うまくとりつくろって、他人に物忘れが気づかれないようにすることもあり、だいぶ進んでも、知らない人に認知症に気づかれないなどのこともあります。

記憶障害、見当識障害（日時、場所、人を正しく認識できない）、思考障害、言語障害などは認知症の中核症状とよばれ、嫉妬妄想、被害妄想、幻視（誰もいないのに人がいるように見える）、他人に物をなげつける、大声をだすなどの暴言暴力、また外にでて遠くまで歩き迷子になる徘徊は、周辺症状とよばれています。周辺症状にどう対応すればよいかは多くの人が迷うものであり、こうやればよいという確立された方法はありません。暴言暴力など、今までのその人の人となりからは考えられないようなひどいものであることが多く、そのことから認知症を心の病と多くの人が考えるのでしょう。私はほかのタイプの認知症も含め、その本体は脳の老化であり、そこに心の老化が重なってこのような病状が起こると思うのです。

諸症状は数年間続き、その間病人は年をとり、次第に衰弱し、肺炎などの併発で命を落とすことになります。他のタイプの認知症も、同じような経過をとります。ただレビー小体型認知症はパーキンソン症状に加えて、そこに人がいないのに人がみえる幻視という症状を起こします。血管性認知症は、脳の血流が悪くなり多数の脳細胞が壊死におちいるために起こる認知症です。高血圧や糖尿病がある人にでることが多く、段階的に症状が悪くなります。前頭側頭型認知症（ピック病）は善悪感情の鈍化から、反社会的行動を起こしやすい認知症です。このようにタイプによってそれぞれ少しずつ違いはありますがすべて認知症は老化とつながったものであり、脳症状とあいまって、身体にも老化現象が出現します。

世間では認知症に対し、この病気になると自分が自分らしさを失うと怖れる人がありますが、やたらに認知症をおそれることはありません。高齢になれば認知症でなくても、いろいろのことが若い時とは同じにはできなくなるものであり、それはだれにでも起こる自然なこととして受け入れた方がよいと思います。

ただ一方で、**日常頭を使うようにするとともに、頑固にならぬように、柔軟さを身につける、また自分のことはねばり強く自分でやるという自立心ももつようにして、認知症の予防を心がけることはよいことです。認知症でも、良い生活習慣を守ることにより予防されるという研究データーがあり、過度の飲酒、喫煙、大食、運動不足をさけることは大切です。**

もうひとつ大切なことは、高齢者は不眠、発熱、疲労などの時、急に混乱し錯乱状態になることがあることです。これはせん妄といって、一時的な症状で数日から数週でもとに戻るものであり、ご家族あるいは医師、看護師も認知症と混同しがちです。ご本人も家族の方も、こういう場合は落ち着いて対処することが大切です。**せん妄はいろいろの薬の副作用としてでることもあり、その意味でも、高齢者はやたらに薬を飲まない方がよいといえます。**ふだんからどうしても必要な薬以外はのまないように心がけることをおすすめします。

認知症については、原因に老化が密接に関与していることは確かで、治療といっても病気自体を治癒させることは困難です。いま認知症の薬として使われているのは四種類で、三種はコリンエステラーゼ阻害薬（アルツハイマー病で減少するアセチルコリンのさらなる減少を防ぐ）、一種がＮＭＤＡ受容体アンタゴニスト（グルタミン酸受容体に結びつき脳細胞を守る）です。

これらの薬がどのくらい有効かについては、医師の意見もわかれるところで、専門医は有効と考える人が多く、一般臨床医は言われるほど効かないのではないかと懐疑的にみる人が多いといえます。それだけに、どう病気とつきあっていくか、どう病人を支えるかが大切です。

ご本人としては、年をとったのだから、いろいろのことができなくなるのは当たり前とあせらないようにする、また周囲の人は本人が不安を感じないように暖かく支えるというようにできればよいと思います。スローライフを旨として、ゆっくり生活するようにすると、記憶や体力の減退があっても、うまく日々をすごせるものです。さらに感謝の気持ちやユーモアを忘れないことが大切です。介護する人は、病人も若い時は家庭人として社会人として一人前の生活をしてきたことを忘れないで、認知機能が低下し何もできなくなった人でも、一人の人間として十分な敬意をもって対応することが求められます。

高齢者施設のうまい利用も、良い介護を長期にかけてやろうとすればかかせないことです。高齢者施設には、デイケアーといって朝から夕まで病人をあずかり、一緒に歌を歌ったり、ゲームをしたり、昼食を食べたりするプログラムがあります。一方、ショートステイといって、同じようにして数日から数週間病人を施設に預かってくれるプログラムもあり、ご本人が楽しむと同時に、介護者が休養できるシステムがそろっています。ですからご家族だけで、あまり頑張りすぎないで、自宅で毎日一緒にいて疲れるという時は、デイケアーを利用し週何日かは施設で過ごしてもらう、またもっと長期に休みを取りたい時は、ショートステイを利用するというのがおすすめです。ご本人は、施設などいやと、初めはいわれることが多いですが、何回か利用しているうちに、案外気に入るものです。利用するためには市役所や区役所の高齢者担当に電話すると利用法を教えてくれます。

次に私が診療した方を数人例示してみます。

最初の方は洋品店を長く営んでおられた男性です。七十歳ごろから物忘れがひどくなり、奥さんが病院へつれて来られるようになりました。日付けがわからない、人の名前も思い出せず、お金の計算もできず仕事も続けられなくなりましたが、おだやかでいつも奥さんの後について歩いておられました。しかし数年の経過で症状は進み、そのうち自宅にいても家に帰ろうといって落ち着きがなくなり、表情がするどくなり、徘徊するようになって入院しました。病院ではさらに認知機能が低下し、自分の身の周りのこともできなくなり、奥さんの顔も判らなくなり、衣服をぬいで裸になってしまうようになって、最後は肺炎で亡くなりました。ほぼ七年の経過でした。

次は他院の精神科で認知症と診断され、入院目的に紹介されてきた方ですが、認知症ではなかったという例です。もともと銀行につとめておられた男性ですが、五十歳代に脳梗塞にかかり左半身が不自由になっておられました。そのため私の外来に通院しておられましたが、しばらくして私がほかの病院へ移った後、この方も喘息が悪くなったため、ほかの病院の内科外来に通うようになられました。

そして八十七歳まで自宅でそれなりにおだやかな日々をおくっておられましたが、ある晩、急に起き上がって、持ち物をひろげ整理を始め、家人がとめてもいうことを聞かず朝まで動きまわりました。それ以後、昼はうとうとし、夜になると動きまわることが続き、家族が主治医に相談し、精神科で認知症と診断されて、横浜舞岡病院に入院目的で来られました。

来られた時にはだいぶ落ち着いていて、夜も眠れるようになり、せん妄という診断で退院されました。せん妄は、意識の一過性の異常で、よく認知症にまちがわれるものですが、高齢者によくみられ、今まで物忘れなどあっても、ふつうに暮らしていた人が、主に夜間、異常な行動をとるものをいいます。数日で元にもどることが多く、そうすれば認知症と区別がつきます。認知症は血液検査やＣＴの検査をすれば診断がつくというものではなく、あくまでもその方の様子をみて、診断する病気なので、時間をかけてみないとわからないことがしばしばあります。

次は私の母親の場合です。母は健康にめぐまれ、九十歳代前半までとても元気で、父や子供、孫と外国旅行を楽しんでおり、十歳年上の父が老衰で亡くなった後も、私たち家族と同じ建物内で、一見かわりなく暮らしていました。私が医師として健康管理をし、弟が金銭管理をし、妻や妹たちが洗濯をしたり料理をつくったりしていました。

しかし外出をすることがだんだん少なくなり、良い老人ホームがあれば入りたいというようになったので、横浜舞岡病院の敷地内に、新しく老人保健施設ができたのを機に、そこに入りました。人見知りする方でしたが、入った当初はとても喜んでいました。しかし数か月すると落ち付かなくなり、口数もへり、夕方になると顔つきがするどくなり、他人に向かってタオルをなげたり、水をかけたりするようになり、時とともにだんだんエスカレートして、木の扉をけとばしてこわしたりするようになりました。また夜眠れず歩きまわり、とうとう病院の認知症病棟へ移さざるをえなくなりました。

結局そこで肺炎のため亡くなりましたが、はっきり異常な行動がでてからの死亡までの期間は一年、入院は四か月でした。母についで、私は、主治医としてまた家族として、もう少し何とかできたような気がして、それだけに残念な気がするのですが、しかしまた九十代後半まで元気に暮らし、一年患っただけで最期を迎えることができたのだから、よい老後だったと考えるべきだとも思うのです。認知症はひどい痛みを起こすわけでもなく、また体が麻痺するわけでもないので、今まで高齢者を苦しめ、家族にも大きな負担をかけてきたがんや脳卒中とは全くちがったタイプの病気ということができます。それだけに、認知症にどう対処したらよいかはまだよくわからない、五里霧中の状況にあるといってもよいかと思います。ただ高齢になってもねばりつよく頭を使い続ける、また自分のことは人の世話にならず自分でやり続ける、おだやかな心をもち続けることが予防として大切です。

また周囲の方は、本人が不安にならぬようサポートすることが病気を予防し、また病気になっても良い日々がすごせるようにするために大切だと思います。ただこれは簡単ではありません。私は百点の介護をしようとするよりも、七十点を目標にした方が結果的にはうまくいくように思えます。

最後は学校の先生をやっておられた女性です。仕事からしりぞいて十年ほどたった、八十歳近くなって物忘れがひどくなり、今いったことも覚えられず、同じことをくりかえしいうようになりました。場所の認識も悪くなり、一人で外へ出かけられなくなったことも加わり、老人保健施設に入所されました。おだやかな方で、ほかのお年寄りの面倒をみたりしておられましたが、ときどき自宅へ帰るといったり、大事なカバンがなくなったといって、今にもこぶしをふりあげそうになられるようになりました。ところが小学校唱歌を歌うとたちまちなごやかになられるようなところがありました。屋内でころんで大腿骨を骨折され、その後肺炎を併発しなくなられました。全経過は五年、老人施設に入られてからは二年弱でした。

●老年精神病

高齢になるといろいろのストレスにおそわれます。体力の低下、運動機能の低下のために若い時には簡単にできたことができなくなること、目や耳の衰えのために社会活動からはなれざるをえなくなること、病気、ケガによる突然の入院、配偶者や兄弟・姉妹・友人との別れなどがこれにあたります。

高齢者はこれらのストレスに適応することが求められるわけですが、高齢期が長くなっただけにストレスにさらされる期間も長くなり、ストレスにまけて、感情の起伏が激しくなったり、うつ状態になったり、ちょっとした体調不良や他人とのいざこざにこだわり被害妄想をもったり、周囲の人と争ったりして、日常生活がうまくできなくなる場合があります。夫や妻が浮気していると強く信じる嫉妬妄想、皮膚に虫が這っていると強く主張する皮膚寄生虫妄想なども生じます。高齢なので記憶障害もみられ、認知症と診断されることが少なくありません。このように、自分を見失うようなことは日頃から頭を柔軟にたもつようにし、また周囲の年下の人にもおだやかに粘り強く接し、防ぐことをおすすめします。

●パーキンソン病

パーキンソン病はイギリスの医師ジェームス・パーキンソンが初

めにみつけた病気で、体のふるえ、筋肉の固縮（固くなる）、姿勢の異常を主な症状とする病気です。六十歳前後に手指がふるえる、動作がおそくなったという症状でゆっくり始まることが多く、だんだん転びやすくなり、また前かがみの姿勢になるというように進行していきます。

歩行は小刻みで、足がスムーズに前にでないため一度止まると次の一歩がなかなかでず、前に倒れてしまうことになります。ベッド上で起き上がれず、寝返りもよくできないにもかかわらず、階段はよく上り下がりできるという奇異な現象もみられ、病気を知らない人には仮病をうたがわれたりします。著しい認知機能の低下が起こることは少なく、もしそれがみられるならば、パーキンソン病ではなくレビー小体型認知症と考えられます。さらに病気が進むと、顔に表情がなくなり笑顔がみられなくなります。声は小さく、言葉は不明瞭になります。手のふるえ、前かがみの姿勢などは老化現象と区別しにくく、単なる老化がパーキンソン病と誤診されることは少なくありません。パーキンソン病の手のふるえは丸薬を指先でまるめるような手つきに似ているのが特徴です。ただ、ふるえばかりでなくパーキンソン病と老化には共通点が多く、その区別は専門医でもしばらく経過をみないとわからないこともあります。パーキンソン病では筋固縮といって筋肉が固くなり、医師が腕や足を持ち上げ屈伸させようとしても固くてうまくできない、また無動といって一度止まるとしばらく動けなくなるなどの症状があるのでそれら症状を認めれば区別がつきます。

一方、抗精神病薬の副作用でもパーキンソン病症状がでたり、認知症などほかの神経系の病気でもパーキンソン病症状がでることがあり、その場合にはパーキンソン病と区別して、パーキンソン症候群とよぶのが普通です。

パーキンソン病についてはレントゲンやCTをとっても、血液検査などをしても異常はみつかりません。これがまたパーキンソン病の診断をむずかしくしています。パーキンソン病につき多くの経験をもつ医師にみてもらうのがよいですが、それでもすぐには診断がつかないこともあります。ただ数か月、数年と経過をみていると、診断ははっきりします。パーキンソン病の場合、症状はゆっくりと進み十年くらいすると立つたり、歩いたりが非常に不自由になるからです。ただ初めからあまり進行せず、軽い症状のまま良い経過をとる場合もないわけではありません。

治療は、パーキンソン病の脳に不足しているドパミンという物質を薬で補うことです。普通レボドパ（ドパストン、メネシットなど。貼り薬もあり、飲み忘れの多い方にはよいと思います。）という薬がつかわれます。またドパミンアゴニスト（パロデル、ペルマックスなど）という、体内にあるドパミンの働きを強める薬が使われることもあります。抗コリン薬（アーテン、アキネトンなど）といって副交感神経の作用を抑える薬も、手のふるえが強い時によく使われます。

パーキンソン病の薬はどれも副作用として幻覚をおこすことが多いですが、抗コリン剤はさらに便秘、尿閉（尿がでない）、よだれを多くしたり、緑内障を悪くしたりするので量が多くならぬように注意が必要です。またドパミンやドパミンアゴニストを長く使っていると、急に効果がなくなったり、またでたりするオン・アンド・オフ現象がみられるようになります。薬ばかりに頼らず、体をよく動かすことが大切です。

パーキンソン病は経過が長い慢性疾患で、自立生活を難しくするものです。それだけにユーモア精神をもつとか、おおらかな気持ちを持って、気力を失わないようにすることをおすすめします。

●骨・関節の病気

高齢になるところんで骨折し、歩行が不自由になる方が多いので、普段から足腰の力が弱らないように、よく歩く、体操するなどして、つまずいても転ばない、転んでも骨折しないを心がけることが必要です。また年相応のスローライフをめざし、信号、バス、電車などいつも少し待つくらいの気持ちをもって、決して走らない、無理しない、の生活をされることをおすすめします。

転んだり、車にはねられて病院に運ばれてくる方をよくみますが、ちょっと待てば何事もなかったのにと気の毒に思われてなりません。病気に比べてケガの予防は本人次第です。スローライフを心がけ、周囲の自然や人々の生活にも目を向ければ、心豊かな日々を送れることにもなります。

高齢者では腰、膝の痛みも少なくありません。体重が多いと無理な重みがかかって、長年の間には関節を壊すことになります。脂っ濃い物、甘い物の飲食をひかえ、体重を時間をかけて調整する、またプールの中で歩くなどして関節周囲の筋肉をきたえることが、根本的な治療になります。痛みがある時は鎮痛剤ということになりますが、いつも鎮痛剤に依存する生活になりがちなので、安易に使わない方がよいと思います。サポーターや温浴が役にたつ時もあります。

腰痛の原因として多いのは、高齢期では腰椎の圧迫骨折です。腰の骨も手足の骨と同じように、高齢になるとカルシウムが少なくなり（骨粗しょう症）、折れやすくなるのです。それでカルシウムをとると同時によく体を動かし、また紫外線にあたり骨を強くすることが必要です。

今は骨・関節の手術も発達し、折れた大腿骨の骨頭部や、いたんだ膝関節を、人工骨頭や人工関節にとりかえられるまでなっています。私の友人でも七十歳代の後半で手術を受け、また活動的な生活を続けている人がいます。しかしそのような大手術は、自立した生活を続けたいという意志をもち、手術後リハビリを受ける体力を持っている方に適したもので、高齢者の場合、手術を受けるか受けないかは、その人の健康状態全般をよく考慮して決めることが大切です。

●ふらつき・めまい

高齢になるとバランス機能が悪くなったり、足腰の力が弱ったり、目がかすんだりするので、ふらつくことが多くなります。歩行中よたよたと右や左に傾いたり、ちょっとしたものにつまずきやすくなるわけです。また小さい高い台にのぼり、そこでバランスがとれず落ちる人は多いです。アルコールをのむと、さらにふらつきやすくなることは皆さんがご存じの通りです。このためにケガをして、病院に運ばれてこられる方はとても多く、ちょっとの油断で一週も二週も入院することになってはつまりませんし、時には頭をうって脳損傷にもなりかねませんから、十分注意されるようおすすめします。とくにふだんから足腰をきたえ、ふらついてもころばない、つまずいてもころばないように心がけるのがよいと思います。

強いめまい、嘔気・嘔吐が耳鳴りとともにくり返し起こるのは内耳（耳の一番奥の部分）の病気です。メニエール病がその代表的なものですが、突発性難聴もその一つです。突発性難聴の場合はすぐに耳鼻科を受診し、治療を受けないと聴力がもどりません。

脳梗塞もめまいをおこすことがあります。この時にも嘔気・嘔吐がみられますが、さらに言葉のもつれ、複視（物がふたつに見える）、半身麻痺、しびれなどが生じます。

椅子やベッドから立ち上がった時にふらつくのは立ちくらみといいます。これは貧血あるいは低血圧で起こるもので、血圧を測ってもらう、血液検査をしてもらうと簡単に診断がつくものです。なお貧血とは体内の血液量が出血などのために減少している状態であり、脳貧血は血圧が低いために脳に血液が十分に達しないことをいいます。ふたつの言葉は似ていますが、すこし意味が違うので、医師の説明を聞かれる時などには留意されるとよいと思います。

●不整脈

高齢期によくみられる症状に不整脈もあります。

心臓は人間が母体内にいる時から動き始め、何十年にわたり規則正しく収縮、拡張をくりかえしているわけですが、七十年、八十年になるとさすがにその動きも乱れ不整脈になるのです。ただ不整脈も数秒数分乱れる一過性のものから、心房細動といって長期間にわたりひどく乱れるものまであり、それにより対応法はちがいます。一過性で特に症状がなければ治療は必要ありませんが、心房細動となると脳梗塞をおこす危険があり、いわゆる血液をさらさらにする薬（抗血小板凝集薬、血小板が集まって固まるのを防ぐ薬）、抗凝固剤（血液中の繊維成分が固まるのを防ぐ薬）をのむ必要がありま す。ただこれらの薬は出血を起しやすいので、高齢者はそれをのむかどうか慎重にきめた方がよいと思います。

不整脈でも胸痛、息切れ、失神などの症状を伴うものは、直ちに循環器科でみてもらう必要があります。重篤な心臓病の疑いがあるからです。

●心不全

心不全とは心臓が弱り、ポンプとして血液を十分に循環させることができなくなった状態をいいます。血液は肺にたまり、呼吸が苦しくなります。手足に血液がたまり、むくみを起こすこともあります。治療としては強心剤や利尿剤が使われますが、それとともに塩分をできるだけ控え、体内の血液量がふえないようにすることが大切です。高血圧や弁膜症があると心不全になりやすく、また心筋梗塞後に起こることも少なくありません。

●肺炎・慢性閉塞性肺疾患

肺は空気を吸い込み酸素と二酸化炭素を交換する働きをする臓器ですから、肺の病気でも、呼吸がよくできず苦しくなります。

肺炎は気管から肺に細菌やウイルスが入り起こる病気で、体力がなくなった病人や高齢者の命取りとなることが多いものです。それだけに、高齢者としては気をつけなければならないものですが、冬に多い肺炎球菌による肺炎は、ワクチンを接種して予防することができます。このワクチンは一度接種すれば五年間は有効なので、多くの方が接種されることをおすすめします。

高齢者が食事を急いで食べると、食物が食道でなく気管に入り窒息や肺炎が起こります。これにも十分に警戒することが必要です。

こういう誤嚥性肺炎の予防には、普段からゆっくり食べる習慣を身につけること、深呼吸を朝晩繰り返して呼吸筋も衰えないようにすること、口の中をいつも清潔に保つようにすることが大事です。

慢性閉塞性肺疾患はたばこを吸いすぎたり、喘息や結核をわずらったりした人が、高齢期になりやすい病気です。呼吸しても、空気が肺によく入らず息苦しくなるのです。ひどくなると、酸素をいつも吸入していないと生活ができないようになり、酸素ボンベをいつももち歩かなければならなくなります。

●頭部外傷

頭がい骨の中には、人体の中枢をなす脳が入っているので、頭をぶつけ脳を傷つけると命とりになる心配があります。命は助かっても半身不随になったりして、不自由な生活を強いられることがあるので、頭はとくに大切にする必要があります。高齢期には、高い所にのぼるようなことは絶対に避けた方が賢明です。わずかの油断でねたきりになる人は、病院でみていると非常に多いのです。ただ人体はよくできていて、脳は傷つかないように、固い頭がい骨の箱で守られていますし、さらに箱の中では硬膜、くも膜、軟膜の三枚の膜で覆われていて、その上くも膜と軟膜の間に入っている髄液の中に浮いている形になっているので、頭を打ったからといって必ず脳が傷つくというものではありません。でも逆にいうと、それほどまでに大切に守られているのは、脳がいかにその個人にとって大事なものかを示しているといえます。脳を大切にし、また脳が衰えないように努めることは、元気に高齢期を生きるためにも忘れられないことです。

頭を強く打った時には、まず横になったり、椅子に座って安静にするとよいと思います。そして三十分くらいしても何ともなければ、とりあえず大丈夫といっていいでしょう。しかし嘔気・嘔吐が起こったり、意識がもうろうとして座っていられなくなるなどの時には、すぐ救急受診する方がよろしいです。頭のなかに出血が起こっている恐れがあるからです。またはじめは元気で何もなかったかのように見えても、数時間、数日後に出血が起こって脳を圧迫することもあります。これは慢性硬膜下出血と呼ばれていて、比較的簡単な手術でよくなります。しかし放置すれば命取りになりますから、頭をうった後は、しばらく強い運動などをさけて様子を見た方が安全です。

●その他の病気

高齢になると皮膚にはしみができやすくなります。がんもできやすくなるので、この二つをよく区別することが大事です。一般に黒褐色のしみで、出血しやすいものは皮膚科でよくみてもらうことをおすすめします。

目の病気も高齢期には多いものです。白内障は病気というよりも老化現象ですが、目にかすみがかかったようになり、日常生活が不自由になる時は眼科受診をおすすめします。

難聴も高齢者によくみられる症状です。加齢が原因だと補聴器があまり役立ちません。相手にゆっくり話してもらう、講演など聞く時はできるだけ聞きやすい場所に座るなど工夫することが必要です。

二、おちついて病気と向きあおう

病気になると誰でもショックをうけ、気を動転させるものですが、でもそこで一息ついて、よし病気とうまくつきあうぞと決心するのがよいと思います。高齢者では、どうしても病気は長期になりがちです。それであせらず、ねばり強く対応するのがよいのです。**ときには病気を克服しようとせず、共存する作戦をとるのもよいと思います。**それは高齢期には病気の根治に夢中になりすぎ、病気は治ったが病人は弱って死んでしまった、ということが少なからずあるからなのです。あるいは死なないまでも、体力をなくし、すべてを人に頼るような生活しかできなくなることがあるからです。

病気になっても、気持ちの上で病気に負けず、できるだけ今まで通りの生活をするようにすると病気に良い影響があります。昔は病気になるとじっと寝ているのが普通で、がんなどの病気がみつかるとすぐ入院して、長く病院ですごすということが多かったのですが、これでは病気に立ち向かう気力がなくなってしまうのです。

とくに高齢者はベッドに横たわっていることが多くなると、すぐ筋力・気力が衰えてしまいます。つらくても昼間はできるだけ起きている、自分のことは体を動かして自分でするように心がけると病気になっても体力の低下を防ぐことができます。高齢期になっても、いくつもの病気を克服し、元気にしておられる方は沢山おられます。焦らず、恐れず、粘り強く対処されることが大切です。

三、医師と病院の選び方（身近の良医は千人力の助っ人）

元気に高齢期を生きるには、健康なうちから、病気になったらどういう方針で、検査や治療を受けるか、考えておくのがよいと思います。今は医学が進んで、いろいろな検査・治療ができていますが、必要なものは全部受けたいのか、あまりリスクの多い検査・治療は受けたくないのか、それについて自分の考えをしっかりかためておいた方がよいと思うのです。

病気を中心に考える医師の立場からいえば、診断をきめる検査は全部やりたい、また徹底的に病気を治療したいと思うものです。しかし病人は、病気を治療してほしいと同時に、自分の体のことも考えますから、あまり負担になる検査・治療はしてほしくない、病気は治ったが、体力はなくなったというような結果にならないようにしてほしいと考えるのが普通です。

その二つをどこで妥協させるか、それは人によって違いますから、あなたは病気の治療を優先するか、それとも安全第一で対処してほしいか、それをよくきめておくとよいということなのです。私は元気で高齢期をすごすには、病気と共生がよいと思うので後者をおすすめする立場です。

それでも実際の場面では、一つひとつの検査や治療についてこれはやる、あれはやらないというわけにはいかず、やはりある程度主治医の方針ということになりますが、くりかえし自分の考えを主治医に話し、自分の希望しない方向に診療がいかないようにした方がよいと思います。

できたら主治医とは別に、そういう問題を相談できる医師をアドバイザーとしてもっておられるとよいものです。あなたのことをよく知っていて、あなたをサポートしてくれるような医師だったら最適です。一般に有名な医師に相談するのがよいと思われていますが、いくら名医でも忙しすぎる人、自分の意見をおしつけてくるような医師よりも、おちついてあなたの話を聞き、話をしてくれる医師がよいと思います。

病院に入院が必要というような場合には、できるだけ自宅に近い病院をえらぶことをおすすめします。病院にもいろいろあって、総合病院が一般的ですが、そのほか大学病院は診療だけでなく教育、研究にも力を入れていて、患者さんにも教育、研究への協力が求められます。

専門病院はがん、子供の病気、精神疾患など特定の病気、あるいは医療を専門にしています。リハビリテーションの専門病院もふえました。そして療養型病院は、これら病院で診療を受け、病気は治療されたが、体力が自宅へ帰るほどに回復していない、あるいは特殊なケアーが必要なときにいく病院です。今はどこの家庭でも人手が少ないので、まだ身の回りのことを自分でできない病人を自宅にひきとれず、療養型病院や高齢者施設に預けるというケースが増えていますが、療養型病院は数少なく希望通りのものを見つけるのはなかなか困難です。それで、今は自宅に医師、看護師、介護士に来てもらう、在宅医療という制度がありますから、主治医と相談し、利用されるとよいと思います。

病院をえらぶ時には最新機器がそろっているような、大きな総合病院をえらぶ方が多いですが、患者さんが多く、待ち時間も長く、体力の衰えた高齢者には不向きです。また現在多くの大病院は専門指向で、広くいろいろな病気を、一人の医師に診てもらうというのはむずかしいのです。同じ内科の中でも胃の病気は消化器科、心臓の病気は循環器科、脳の病気は神経内科などに分けられます。ですから高齢者のようにいくつかの病気を抱えていると、消化器科、循環器科、神経内科、さらに眼科とか、同じ病院の中でもあちこち回らなければならず、疲れてしまうのです。できたら、いつもは一人の開業医にかかり(かかりつけ医)、なにか特別のことがある時には、病院の専門医師にかかるのが賢いやり方です。

今の医療体制では入院治療を受けても治療が終わったらすぐ退院となります。以前のように自宅の都合などで退院を待ってもらうことはなかなかできません。まだ体力が十分回復していない場合は、前に述べたように療養型病院あるいは高齢者施設へ移ることになるのですが、その場合も自宅近くの施設へ移るというのがよいやり方だと思います。療養型病院と高齢者施設の違いは、病院ならば医師が常時いますが、高齢者施設では週日の昼間しかいないということです。しかし高齢者施設でも、看護師は常時いて、必要時には医師をよんでくれますから、心配されることはありません。

前に書いたように最近は在宅医療という制度ができ、医師、看護師、介護士が定期的に自宅へきて、診療から看護・介護してくれるので、かかりつけ医師と相談の上、積極的に自宅での療養を計画してみるのもよいと思います。介護は大変でしょうが、ご病人はそれを望まれることが多く、喜ばれると思います。ご病人はそれを望まれることが多く、百点でなくとも七十点でも、ご病人のためにはその方がよいでしょう。

四、医師にはあなたの希望をじゅうぶんに伝えて

今まで書いてきたように今、いろいろの検査や治療ができたので、診察室や病室で病者と医療者がよいコミュニケーションをとり、両者の間で検査方針、治療方針に違いがないようにすることは、とても大切です。病者は早く苦痛を取り除いてもらいたい、病気を治してもらいたい、との思いが強いでしょうし、医師は病歴（過去にかかった病気）や自覚症状をよく知り正確な診断をつけ、的確な治療をしたいという思いで会話することが多いものです。できるだけ両者がリラックスして、ゆっくり話ができると理解が進むはずですが、病人は病気のために心の余裕を失い、言いたいことも十分に言えな

い、また医師は時間に追われ十分に説明ができないなどの問題があります。しかしあらかじめ話し合いたいことを書き留めておくなどして、両者が工夫・努力をすればお互いの気持ちがすれちがうのを防ぐことができると思います。また一回話合っただけでは、必ずしも成果は上がらないので、大切な問題については回を重ねて話し合うことが求められます。

なお私が一般の方からよく聞くのは、医師がいうことに診療の場ではさからえないという言葉です。私はもちろん医師と言い争いするのはよくないと思うのですが、外来などで自分が希望しない検査や治療をすすめられ、どんどん予約が進められるような時には、ちょっと待って下さいといって、次の診療の時まで考えさせて下さいというのは、決して間違ったことではありません。それで気を悪くするような医師は少ないと思いますが、そういう医師はいずれにしても避けた方がよいのは確かです。

医療の場でのコミュニケーションとして最も大切なのは、病名と予後（先の見通し）の告知です。できたら、ご本人とご家族が一緒に医師の話を聞かれるのがよいと思います。がんなど、これからだんだん進むような病気のときには、どうしても始めはショックを受けることになりますが、人間は強いもので時間とともにそれに耐える力が出てくるものです。ただ私は、医師は初めからあまりきびしいことまで全てを話すのではなく、相手の様子を見ながら、あるいはどの程度理解されたかをみながら、時間をかけて全容をお話するのがよいと思いますし、何でも全て話すというのではなく、病人側が知っても何の利益にもならない、ただ元気を失うようなことは、お話ししない方がよいと思っています。

今は医師が、任せておいてくださいという時代ではもちろんありませんし、原則的には全てをお話しし、病人の意向を十分に取り入れて診療することになっていますが、沢山の検査法、治療法ができた今日、それを全てよく説明し、病人側に十分理解していただくことは大変難しく、そこにはやはり信頼関係がないと、結果がよくなかった場合、双方あるいは一方に不満が残ることになりがちです。

特に救急医療では病人側は気が動転していることが多く、冷静に話ができない、聞けない、また医療側も情報が十分でない中で大事な決定を即座にしなければならないなど、ストレスの多い中での医療なので、病人側に十分満足していただくのはなかなか難しいものです。普段から健康管理に努め、急に医療が必要になるような事態をできるだけさけることをお勧めします。特に高齢になったら、日常スローライフを心がけ、ケガをして救急病院に運ばれるようなことは絶対さけたいものです。赤信号を無理してわたる、バスだとか電車に走って乗ろうとするなどが一番危険です。

告知と対照的なものにリビングウイル（事前指示）があります。

これは、病人が自分の最後を託す医師に自分の希望を表明しておくもので、意識がなくなったり、言葉を話せなくなることを考え、そのときに自分にやってほしいことを文書にしておくものです。これは大切なことです。なぜならば、人が病気や老衰のために、あるいは事故で急に最期を迎えた時、延命のために呼吸器をつけるとか、管を胃に入れて栄養剤を流し込むとかを高齢者だからやらないなど、医療者が勝手にきめるわけにはいかないからです。

もちろんそれを望まれる方はそれでよいのですが、延命治療を望まないという方も多いでしょうし、そういう方は延命治療を望まないということをはっきりと表明しておかれないといけません。家族が適切に判断してくれると思われる方も多いでしょうが、いざその場になると、治療はもういいとは言いにくいものなのです。高齢になると、いま元気でもいつ急に倒れるかもしれません。それだからこそ思いたった時に、自分なりのリビングウイルを書いて緊急時に備えておくことが必要です。私自身も作っていつも鞄の中に入れて持ち歩いています。次にお示ししますので、自分も作ろうと思う方はどうぞ参考になさって下さい。

私、本多虔夫は、神様の恩寵を受け八十年余の幸せな人生を送ってきました。今後は社会のために少しでも尽くし、寿命がきたら静かに天国へ行きたいと思います。最後に医師、看護師の医療チームにお世話になると思いますが、その方々には私の次のような希望を受け入れて下さるようにお願いいたします。

一、心臓が止まってもマッサージをしたり、ＡＥＤを使わないで下さい。呼吸が止まっても挿管をしないで下さい。私はもう十分長生きしました。

二、筋力がなくなり痰がつまったり、呼吸ができなくなっても気管切開をしないで下さい。

三、飲食物を飲み込むことが困難になっても、食べなくなっても栄養チューブを使わないで下さい。胃瘻《ろう》なども作らないで下さい。それで脱水、栄養失調、呼吸不全、肺炎になって死んでもそれは天命と思って受け入れます。

本多虔夫

〇〇〇年〇月〇日

リビングウイルは一度書けばよいというものでもありません。人の気持ちも変わりますから数年に一度は書き直し、新しい日付にしておいた方が説得力があります。そういう意味で、簡単に「私に延命治療はしないでください」、そして年月日と氏名を書き持ち歩くのもよいと思います。

私がこの問題でとくに忘れられないご病人は、ＡＬＳで病院にこられたご婦人です。ＡＬＳはご存知の方が多いかと思いますが、全身の筋肉がだんだん萎縮して、最後は呼吸ができなくなる難病です。

この婦人が最初に私の病院へ来られた時は、まだ病初期でした。ほかの病院ですでにＡＬＳと診断されたが、あなたに最後まで診てもらいたいといわれ、また私は弱虫だから呼吸ができなくなっても呼吸器をつけての生活は望まないともいわれました。その上苦しくて助けてといっても、それは呼吸器をつけてということではありませんからと、念をいれていわれるほどでした。結局数年後、最期を迎えられたのですが、ここまではっきりご自分の意志を表明された方は、私も多くの方の診療をしてきましたが最初で最後です。

私はＡＬＳ診療を長くやり、いろいろな患者さんに会い、医療と生死の問題についてずいぶん考えましたが、この病気は呼吸器をつければ長生きできることは確かであり、医師としてそれを勧めるのがスジではあります。しかしＡＬＳが進むと手足が全く動かない、話せない食べられない状態になるものであり、その状態で人が元気に生きられるのかには、かなり疑問があります。私が新聞で知ったＡＬＳ患者さんは、呼吸器をつけて自宅に退院し、母親の看病を受けました。しかし母親に、もう耐えられないから呼吸器を止めてほしいとくり返しこん願し、母も機械を止めざるをえなくなりました。そして患者さんは亡くなり、お母さんは殺人罪で起訴されたのです。母親はうつ状態となり、父親の助けをかり自殺し、今度は父親が殺人罪で起訴されたというのです。このようなことがあるので、医師は命を助ける術《すべ》があっても、この時病人はどうなるのか、家族はどうなるのか、慎重にも慎重に考えなくてはいけないのです。十分な対話を重ねることが重要なのです。

五、高齢者施設

　高齢期になると、体力低下のため、日常生活を、今までと同じようにやるのがむずかしくなる時があります。とくに病気をすると、病気はなおっても、しっかり立てない、歩けないというようになり、自宅へ帰れない（人手がないので、このままで帰ってきてもらっても家人が困る）ケースが、最近多くみられます。もちろん一人住まいならば、なおさら家に帰るのは困難です。こういう時に、その方がそのまま継続して病院にとどまられるのは、現在の制度のもとではむずかしく、ほかの病院か高齢者施設へ移ることを求められます。

　こういう事情なので、高齢者は、病気になっても、あまり体力が消耗しないように、自分でも努めなければいけないのですが、実際的にはこれもなかなかむずかしく、一旦はほかの病院、施設へ移り、そこで体力回復をはかり回復次第、自宅へもどるという、余裕をもった計画をたてるのがよいと思います。

高齢者施設というと、よくわからないまま嫌う方が多いですが、今はとてもよくなっており、病院よりも、回復期にあるご病人向けのサービスは充実しているので、私は高齢者施設とくに老人保健施設（老健）に移られることをおすすめします。老健は年をとったり、病気のために体力を失い、介護が必要と認定された人が入る施設で、介護保険ができてから、あちこちに建設されました。ですから老健といえばみんな、新しいきれいな建物で、いわゆる施設という言葉から想像するような、古ぼけて不清潔というようなものでは全くありません。

そして有料老人ホームのように、まとまった大金を払う必要もなく、手続きがすめばすぐに入ることができます。グループホームという、老健に似た施設もあり、比較的体力が残っていて、生活の一部はできるというような方が入り、皆で協力して料理を作るというような施設ですが、協調性がないと、そこでうまくやるのはむずかしいでしょう。

一方、有料老人ホームは主として、いま介護は必要ないが、将来そうなった時に備えて入るところで、元気な方でも楽しめる、いろいろの設備が備わっています。それに対して、特別養護老人ホームは、高齢のために、人手を借りないと、日常生活が全くできなくなった方が入るところです。最後まで介護してくれますし、入所時に、まとまったお金が必要ということもないので、入所希望者が多く、申し込んで一～二年以上待たされるのが普通です。

病院にしても施設にしても、共同生活ですから、入る時には他人と協調して仲良くする気持ちが必要になります。また入れば、その病院、施設のポリシーにしたがって行動しなければならず、○○が食べたいとか、○○へ行きたいとかいっても、必ずしも自由にはできず、長くなると、それで元気を失う方が多いのが問題です。

六、おだやかな最期を迎えるために

高齢者は元気でも、八十歳、九十歳になると、自分の最期はどのようになるだろうと考えるようになるものです。そしてほとんどの人が、おだやかな最期を願うのではないでしょうか。

私は五十年以上にわたって内科医として、多くの方の診療をしてきましたが、長く、そして最後まで主治医をつとめた方も少なくありません。その経験から言うと、高齢まで生きてきても誰もがいつかは弱る、そしてその時に感謝とか祈りの気持ちを持って、それを受け入れる人は穏やかな最期を迎えられることが多いのです。ですから穏やかな最期を願うのであれば、高齢期をいつも感謝・祈りの気持ちを持って過ごすようにされるのが一番よいと思います。

自宅で最期を迎えたいとの希望も多いものですが、それには自分も努力し、身の回りのことは自分でする、わがままや頑固にならないよう、柔軟な態度をいつも心がける、家族に対しても笑顔や感謝の言葉を忘れないようにしなければなりません。

高齢者施設や病院で、最期を迎える方ももちろん少なくありません。ここでも努力して、周りの人とうまく付き合うようにすれば、自宅にいると同じように、穏やかな最期を迎えることができるものです。私は最近、精神病院で長く入院していた方ががんになり、家族同様に親しくつきあってきた同病者や、医療スタッフにかこまれ、本当に安心した表情で、穏やかな最期を遂げられたのをみました。

この頃は救急医療の進歩もあって、急に倒れ死に直面した高齢者が、命を取り留めることも少なくありません。命は尊いものであり、これは喜ぶべきことですが、場合によっては、その高齢者が長く寝たきりに状態になり、穏やかな最後とは言えないようになってしまうこともあります。このため、大往生したければ病院へ行くな、という医師もあるくらいですが、前に書いたように、どこまで治療をしてほしい、それ以上はやらないで大往生させてほしいと、医療側にはっきり伝わるような、リビングウイルを書いておけば、病院で大往生をすることも不可能ではないのです。

第四章
高齢期を生きるとは

一、高齢期とは

今までもくりかえし書いてきましたが、私たちの人生は長くなりました。高齢期が長くなったのです。それだけに、以前は六十歳を高齢期の始まりとしていましたが、今は六十五歳あるいは七十歳からを高齢期と考える人が多いと思います。実際多くの人が体力の衰えを実感するのは七十歳前後からです。また七十歳代になると、病気やケガで体力を消耗することも多くなり、さらに長く一緒に生きてきた家族、友人らに先立たれ、気力も急に衰えることが多いものです。

ただ高齢期になったら、あまり年齢にこだわらない方がよいとも思うのです。八十歳代でも元気な方は、いま特に多くなりました。その一方で、六十歳代でも体力、気力の衰えを著しく示す方もいるからです。八十歳を越えた私より若いのに、ずっと老けている方は病院にはたくさん来られます。ただそうはいっても全く年齢を無視するわけにはいきません。体力、気力がどんなに充実しているとはいっても、七十年も生きてきているのですから、無理をしてケガや脳梗塞、心筋梗塞で倒れたりしないようにした方がいいと思います。六十歳代でやっていた仕事やスポーツでも、あまり体の負担になるもの、あるいはストレスになるものは少しずつペースを落としたり、卒業というようにしていった方がよいと思います。

私の友人でも、高速道路で運転中、道をはずれ事故死してしまった者や、若い時と同じにはりきって柔道をやっていて、心臓麻痺で急死してしまった人がおります。その人たちを思い出すたびに、もう少し歳のことを考えればよかったのにと残念でたまりません。私は決して、ただ安全安全と長生きするのがよいとは思わないのですが、やはり親から受け継いだ生命を、乱暴に扱いたくないと思うのです。

そして最後は、長生きできたことを神に感謝し、また最後を支えてくれた人たちにそのお礼をのべ、先立った親族、友人らと来世で再会する希望をもって、その時を待ちたいと思います。

二、元気とは

ここでいう元気とは、大声で騒ぐというような元気ではなく、前向きの心と健康感のことです。

私も七十歳、八十歳になって身をもって経験していますが、高齢期になると、周囲から、夫あるいは妻、兄弟姉妹、親しい親戚、友人知人らが、歯が欠けるように消えていって、本当に淋しいものです。また体力は低下し、今までできたことが少しずつできなくなる、今後どうなるのだろうと心細くなります。それだからでしょう、いつも何か不安が頭の中にあるようで、夕暮れになったり、周りがにぎやかなのに自分は一人というような時には、どうしても考えが後ろ向きになってしまいます。

それでも「お元気ですね」とほめられたり、何かがうまくできると嬉しく感じ、頑張ろうという気持ちになります。そういう時にはまた前向きに考えることができ、あちこちに痛みがあったりしても、長く生きてきたのだから当たり前と、とくに病気を心配することもありません。こういうのが健康感、元気だと思うのです。そして高齢期になったら、こういう元気をだすように努め、またそれを大切にしていくのが、よく生きるためにはとても大切だと思うのです。

それではどうすればこの元気をだせるのでしょうか。それは前に『気力の衰えを防ごう』のところで、生きる楽しみ・目標を持とう、高齢期になっても消極的でなく積極的な生活をしようと書きましたので、ここではそれを補足する意味で、身体障害をもった方々、とくに『五体不満足』の著者乙武洋匡さんから、私たちは学びたいということを書いてみたいと思うのです。

高齢期に入るといろいろの愚痴をいいたくなります。耳は聞こえない、目はよく見えない、ふらふらして呂律《ろれつ》も回らない、もうダメだよ、などという言葉を誰もがつい口にしたくなります。でも考えてみてください。**もっともっと体が不自由なのに明るく頑張っている方がある**のです。乙武さんは障害にめげず本を書いたり、学校で教えたりされています。さらに広く社会の中で活躍されていると理解していますが、今年、新聞の記事を見て驚いたのは、台湾に招かれ野球の始球式をして、多くの人を感動させたということです。新聞写真でみると、腕の根元にボールをはさんで、できるだけ遠くに投げようとされたようです。どこまでうまくいったのか知りませんが、そのチャレンジ精神がすばらしいと思いませんか。

　世の中には、ほかにも目が不自由なのにピアノを弾いて東日本大震災の被害者をはげましたり、足を切断しなければならない病気にかかりながら、義足を着けてパラリンピックで活躍しておられる若者など沢山おられます。私たちは、このように身体障害があっても、それに敗けず元気をだしている方たちのことをいつも忘れないで、年をとって体がよく動かなくなっても、なんとか工夫して自立した生活をめざして努力すべきだと思うのです。そしてそのように**頑張ると元気がでる、**それを多くの皆さんに知っていただきたいと思うのです。

三、自分らしい生き方を考える

高齢期は人生の最終ステージ、最後の仕上げですから、自分らしく生きたいと思うのは当然のことだと思います。いま高齢期が長くなったということはその面でも嬉しいことで、時間をかけてよく考え、いくつかチャレンジをしながら、これというものをえらび、それをまっとうすれば、思い残すことなく、最期を迎えることができると思います。

私の場合は、医師の仕事が自分にあっていると感じていて、動ける間は続けたいと思っていたので、高齢期に入ってもそれを続けています。ただ自分が専門領域としてきた神経内科にこだわらず、社会が必要とするような仕事をしたいと考え、あまりほかの医師が希望しない精神病院に就職しました。市街地を多少離れ、自然に恵まれた場所に病院がある、心を大切にする医療ができるなど、自分にとって好ましい条件がととのっており、毎日快く働けることを嬉しく思っています。

仕事が多くふらふらになったりすることもないわけではありませんし、無理をしすぎかなと思うこともあるのですが、それをおして続けていると、倒れることもなく、かえって、**こんなにやってもまだ大丈夫と、自分の健康に自信がつく、**そして元気がでる、それがよいと思っています。

こういう経験からぜひ沢山の方に、チャレンジして、よいものをみつけ、私と同じように、自分の健康に自信をつけ、元気で高齢期を生きていただきたいと願っています。社会にはいろいろの問題が山積し、現役世代だけでは、解決が困難なものが少なくないようにみえます。私たちも元気をだし、豊富な人生経験をいかし、それらの解決にも力をかしたいものです。

四、日野原先生から学んだ高齢期の生き方

私は一九五〇年代、まだ我が国では神経内科医が少ない時代に、米国の名門ジョンズ・ホプキンス大学で神経内科の臨床教育を三年間にわたり受けることができました。それで帰国後、日野原重明先生のご依頼をうけ、聖路加国際病院で十年近く神経内科の診療・教育にたずさわりました。当時先生は五十歳代、私は三十歳代でそれから五十年、先生が高齢期に入られながら、若さを失うことなく元

気ですごされるのを近くで拝見してきました。

先生はもともと内科医として、我が国の医療を病人本位のものにする、病人の心にそったものにしたいと、長く努力されてこられました。そして朝早くから夜遅くまで病院で仕事をされ、また通勤の車中でも本の原稿を書いたり、年末年始もふくみ休日には国内外の学会に参加するなどされてこられました。そういう忙しい生活を高齢期に入っても続けられ、さらにＬＰＣ（ライフプランニングセンター）財団や日本オスラー協会などを創立されたり、多くの著書を出版されるなどして、健康な生き方の普及にとりくんでこられました。

先生はいつも前向きで、高齢期に入られてからも、年をとったから何をやめますとか、耳が聞こえない目が見えないなどの発言は一切されず、私がやりますから手伝って下さいとか、今年は何をやりますとかいうような発言ばかりです。

ＬＰＣのなかに、新老人の会を九十歳でつくられ、自らあちこちとびまわり、会員をふやす努力をされておられます。日本オスラー協会では会員の先にたって、米国・英国のオスラー協会の年次総会に、毎年のように出席され、英語で講演をされておられますが、百三歳の昨年もイギリスのオックスフォードへ飛び講演をされました。アフリカのガボン共和国の奥地ランバレーネまでシュバイツアーの開いた診療所を見に行かれたこともありました。

このように活躍されるのはもちろん強い気力をもち、また高い目標をもっておられるからだと思いますが、高齢でもできるはずだと新しいことに挑戦され成功し、自信をつけられ、また挑戦し、さらに自信をつけられるからだと思うのです。良い生活習慣に裏打ちされた、健康への自信もその中に入っているのでしょう。

私も若いうちは先生のようにやるぞと思っていたのですが、だんだん年をとってくると、それがどんなに大変なことかわかり、全部まねしたいから、半分でもよいから、十分の一でもよいからまねしたいに落ちそうです。しかし日野原先生という立派なロールモデルをもてたことは本当に幸せであり、私は先生から受けたものを後に続く人に、少しでも伝えたいと思っています。

五、高齢期を生きる人を支える方々に

いま高齢者が増え、その中には病気で、あるいは高齢のために、体がよく動かない人、気力がなくなった人、痛みなどの症状を絶えず訴える人が少なくなく、支える方はご苦労なことと思います。それだけに、この本では高齢者の仲間に、どうしたら高齢期になっても、自立した生活を続けられるか、周りの人に負担をかけないよう

にできるかを書いてきました。しかしそうはいっても、気力・体力をなくした高齢者は、周りの人に頼らざるを得なくなる時がありま す。

それでここでは、そういう時、高齢者を支えて下さる方、主に高齢者の子供さんへ、医師として高齢者施設で診療をした経験、自分の親を支えた経験をふまえ、また自分も高齢になり、いつ支えられる側に回るかわからない者として、できたらこういうようにしていただきたいと思うことを書いてみることにしました。

まず高齢者はみな淋しがっている、心細く思っていることをよく理解して頂くことです。仕事をやり遂げ退職した直後は、達成感、安堵感を感じるものですが、しばらくすると職場から離れた寂しさ、体力気力の衰えからくる不安、身近な者を失っての寂寞感などがつのってくるものです。それでつい愚痴を言ったり、将来への不安をいったり、ひねくれた態度を示しがちですが、それに対して反論されたり、理屈をいわれても、それは高齢者の寂しさを増幅する効果しかありません。

　そういう時は、「そうね」とまずあいづちをうってください。そしてその場で時間があれば、「今日は体の調子はどうですか」などと話しかけ、人生とか老いとかについて話し合ってみて下さい。時間がない時には「またゆっくり話しましょうね」といって後で話しあっていただくのでもよいのです。いずれにしても高齢者はゆっくり話をしたい、話をきいてほしいのです。

　第二の要点は介護保険利用に関することです。高齢者が自分の身の回りのこともできなくなると、まわりの人はかなり手助けをしなければならなくなります。始めは家族がやることができるとしても、時とともにだんだんむずかしくなることが多いものです。その時こそ介護保険の利用を始める時なのです。

介護保険は、一般の方にはなじみのうすいものですが、市区役所に電話をすれば使いかたを教えてくれます。まず係員が状況を見に自宅へ来てくれます。それと同時に主治医にも連絡し、どのような病気や症状を持っているのかを書類にして提出するように求めます。そして役所の会議にはかり、この方は要介護一とか二とか決め、それによってどういうサービスを提供できるか、本人またはご家族へ通知します。同時にケアマネと呼ばれる相談員を紹介してくれるので、そのケアマネと相談し、家事手伝いをやってもらいたいとか、デイケアーに通いたいとか申し込みます。初めは知らない人を自宅へ入れたり、高齢者施設を利用することに抵抗を感じる方が多いですが、高齢者の介護は簡単でありませんし、長期に続くこともあるので、積極的に利用されることをおすすめします。ご本人も初めはいやがっても、だんだん慣れ、喜ばれるようになることが多いものです。

第三には高齢者の介護は余裕をもって取り組むようにすることが大切ということです。あまり力を入れすぎると長続きしないものです。介護する方も時には気分転換にスポーツを楽しむ、友人と旅行に行くなどして、息抜きする方が、高齢者にやさしく接しられることもあります。百点の介護をいらいらしながらやるより、笑顔で七十点の介護をする方が高齢者には喜ばれます。

そのほか高齢者は年とともに体力気力が弱っていくことを忘れないで下さい。一生県命に介護しているのによくならないと嘆くことはありません。介護の目的は人生最後の日々を不安なくすごせるように援助することで、認知症をよくするとか、身体機能を維持するとかは二次的なものにすぎません。

また介護は簡単なことと周りの人が誤解して、「どうしてそんなことができないのか」などの批判を受けることもあるかと思います。そのような時は、冷静に受け止めて、反省すべき点は反省することが必要ですが、やるべきことを批判にまけずやり続ければ、最後には理解してもらえるものです。

高齢者を支えることは簡単ではありません。しかし終わりよければ全てよしというように、誰かが人生をきれいに終えることを助けること、これは大切なことです。大いに誇れる仕事だと思います。

本多虔夫（ほんだ まさお）
昭和8年、東京生まれ。昭和33年慶応義塾大学医学部卒業。米国空軍立川病院でインターンの後、フルブライト奨学生として米国留学、ジョンズ・ホプキンス大学で病理学、内科学、神経内科学を学ぶ。昭和40年帰国後、横浜市立病院勤務、市立友愛病院長、市立市民病院長、市立脳血管医療センター長、横浜舞岡病院顧問を歴任。昭和50年慶応義塾大学より医学博士授与。平成28年5月逝去。
著書に「神経病へのアプローチ」、「良き臨床医をめざして」など。

元気ですごそう　高齢期

平成27年3月10日第1刷
平成28年7月18日第2刷
著者 / 本多虔夫
発行者 / 今井恒雄
制作 / 株式会社ブレーン
〒162-0801　東京都新宿区山吹町364 SYビル
TEL:03-6228-1251 FAX:03-3269-8163
発行 / 北辰堂出版株式会社
〒162-0801　東京都新宿区山吹町364 SYビル
TEL:03-3269-8131 FAX:03-3269-8140
http://www.hokushindo.com/
印刷製本 / モリモト印刷株式会社

ISBN 978-4-86427-183-7　定価はカバーに表記